COMPENDIUM

DER LEHRE

VON DEN

FRISCHEN TRAUMATISCHEN LUXATIONEN

FÜR STUDIERENDE UND ÄRZTE

VON

PROFESSOR **D[R]. STETTER.**

VIERTE AUFLAGE.

B E R L I N

DRUCK UND VERLAG VON GEORG REIMER

1896.

SEINEM

HOCHVEREHRTEN LEHRER UND FREUNDE

HERRN HOF-RAT

PROFESSOR D[R]. SCHOENBORN

IN

AUFRICHTIGER DANKBARKEIT

DER VERFASSER.

Vorwort zur I. Auflage.

Während meiner Vorlesungen über Verbandlehre mit Besprechung der Luxationen und Fracturen ist an mich zu wiederholten Malen von Zuhörern die Frage gerichtet worden, ob ich ihnen nicht ein praktisches Lehrbuch über Verrenkungen und Brüche zum Studium empfehlen könnte. Meine Antwort hierauf konnte nur die sein, dass ein dem geforderten Zwecke entsprechendes Buch nicht existiere und dass dazu nur die Lehrbücher über Chirurgie überhaupt anzuwenden seien. Das umfangreiche Werk *Hamilton's* über Knochenbrüche und Verrenkungen dient diesem Zwecke jedenfalls nicht und in den grossen chirurgischen Sammel-Werken ist das Material zu zerstreut abgehandelt. Um hier nun helfend einzugreifen, habe ich es versucht, gleichsam eine Grammatik der Luxationen für Studierende und besonders für praktische Aerzte zu schreiben. Ich that dies um so lieber, als ich mich während meiner elfjährigen chirurgischen Thätigkeit stets mit besonderer Neigung mit Verrenkungen und Brüchen beschäftigt habe, wozu mir eine sechsjährige Assistenten-Zeit an der hiesigen königlichen chirurgischen Klinik reichliche Gelegenheit bot, sodass ich im Stande bin eigenes Urteil und manche selbst gemachte Erfahrung für die Arbeit zu verwerten. Ich möchte, dass in derselben nichts

Wissenswertes fehle, und gebe im Allgemeinen nur zur Zeit Feststehendes. Das Buch soll aber im eigentlichen Sinne des Wortes auch ein Hand- und Nachschlagebuch für den praktischen Arzt sein, das ihm ermöglicht die besprochenen Verletzungen lege artis zu erkennen und zu behandeln, ohne in den Lehrbüchern sich erst das unbedingt Notwendige heraussuchen zu müssen. Grade die in Rede stehenden Verletzungen sind von so eminent praktischer Bedeutung und ein Versehen in der Diagnose oder Behandlung von oft zeitlebens üblen Folgen, so dass die Abfassung eines kurzen aber alles Wesentliche umfassenden Lehrbuches gerade für den Arzt gewiss gerechtfertigt erscheint. Wenn es mir mit den folgenden Blättern gelungen ist für Studierende, Aerzte und Patienten etwas Nützliches geschaffen zu haben, so ist der Zweck reichlich erfüllt.

Vorwort zur II. Auflage.

In der vorliegenden II. Auflage des Compendiums habe ich es mir vor Allem angelegen sein lassen den berechtigten Wünschen der Kritiken der I. Auflage nachzukommen. Der allgemeine Teil ist erweitert und es sind Zeichnungen hinzugefügt. In der Beschreibung der einzelnen Verrenkungen habe ich im Wesentlichen nichts geändert, da ich den Charakter eines Compendiums beibehalten wollte. Ich bemerke jedoch ausdrücklich, dass sich beide Bücher — über Luxationen und Fracturen — gegenseitig ergänzen sollen.

Vorwort zur III. Auflage.

In der Anordnung des Stoffes und im allgemeinen Teil ist nichts geändert, dagegen bei mehreren Luxationsformen neue Erfahrungen der Beobachter hinzugefügt. Ich bin den Herren Collegen, welche mich durch freundliche Zusendung von Separat-Abdrücken unterstützt haben, zu Dank verpflichtet, da ich anderenfalls nur die oft ungenauen Referate ihrer Arbeiten hätte benutzen können.

Vorwort zur IV. Auflage.

In der vorliegenden IV. Auflage habe ich die congenitalen Hüftgelenk-Luxationen genauer besprochen, als wie bisher. Von Rechtswegen gehören dieselben eigentlich nicht in ein Compendium der Lehre von den frischen traumatischen Luxationen. Die grosse Wichtigkeit, welche ganz besonders in therapeutischer Beziehung die Luxatio coxae congenita in den letzten Jahren erhalten hat, rechtfertigt aber wohl den Versuch einer kurzen Darstellung sowohl für Aerzte als auch für Studirende. Für die Ersteren wird es sich im Wesentlichen darum handeln aus den bisherigen Erfahrungen einen Wegweiser zu geben für die jeweilig einzuschlagende Behandlung und die Prognose möglichst eingehend zu besprechen wie sie sich nach dem heutigen Stande der Therapie gestaltet hat, denn es ist für den Arzt schon jetzt nicht mehr leicht sich aus der bereits sehr umfangreichen Litteratur ein genaues Bild über die Vortheile und event. Nachtheile der blutigen oder unblutigen Behandlung zu verschaffen. Den Studirenden muss vor allen Dingen die pathologische Anatomie erläutert werden, die erst durch die auf dem

Wege der Operation freigelegten Gelenkveränderungen bekannt geworden ist.

Ich habe mich selbstverständlich bei der Schilderung der betreffenden Krankheitsbilder in der Hauptsache durchaus nach den Arbeiten von *Paci*, *Hoffa* und *Lorenz* gerichtet, die uns erst die Wege gelehrt haben, welche bei der Behandlung des Leidens zu gehen sind. Auf die vielen Arbeiten resp. casuististischen Veröffentlichungen von *Broca*, *Kirmisson*, *Dolega*, *Leser*, *Bradford*, *Thilo*, *Ogston*, *Teufel*, *Rosenfeld*, *Schüssler*, *König*, *Schede*, *Mikulicz*, *Buckminster Brown*, *Lampugnani*, *Denucé*, *Barwell*, *Karewski*, *Heusner* u. a. einzugehen, würde zu weit geführt haben. Wer sich speciell mit dem vorliegenden Thema beschäftigen will, muss die Arbeiten der genannten Autoren studiren.

Inhalt.

Einleitung.

Als einer der wesentlichsten einleitenden Punkte für eine Abhandlung über äusserlich sichtbare chirurgische Leiden, also auch über die Verrenkungen drängt sich eine Betrachtung auf, welche nicht oft und nicht eindringlich genug wiederholt werden kann und welche meines Erachtens nach in den Lehrbüchern der Chirurgie noch nicht genügend hervorgehoben wird. Das ist die Mahnung an den jungen Studenten im ersten Semester, wie an den praktischen Arzt: den Formsinn zu üben. Zuerst muss der normal gebaute Körper vollständig zum festen Bewusstsein des Arztes gekommen sein, ehe er oft nur geringe Abweichungen von der Norm sehen und praktisch verwerten kann. Dazu gehört jedoch eine fleissige Uebung des Gesichtssinnes und jede Gelegenheit hierzu sollte eifrigst benutzt werden. Wir werden später sehen, wie unendlich viel ein im Sehen geübtes Auge bei der Diagnose der Verrenkungen und Brüche helfen kann und wieviel Schmerzen dem Patienten erspart werden können, wenn man bei der ersten Untersuchung das Auge zu Hülfe nimmt und nicht gleich mit den Händen „darauf losgeht“, was nicht selten noch mit wenig Geschick ausgeführt wird. Man möge aber aus dem Gesagten nicht schliessen wollen, dass der Gesichtssinn genüge, um diese oder jene Diagnose zu stellen. Das wäre durchaus falsch! Er hilft eben nur und erleichtert dem Arzte, wie dem Kranken die Untersuchung, die stets folgen soll.

Es war bei der vorliegenden Arbeiten fortdauernd mein Bestreben kurz zu sein, wesentliches nicht zu vergessen, unwesentliches zu übergehen. Da ich fernerhin keine wissenschaftlichen Abhandlungen geben wollte, habe ich mich auf die Ansichten früherer Zeiten nur kurz eingelassen. Es scheint mir für den Patienten und Arzt vorteilhafter, letzteren mit dem Wissen auszustatten, welches er bei der Erkenntniss und Behandlung der zu besprechenden Verletzungen braucht, nicht mit dem, wie es früher — wie unsere heutigen anatomischen Kenntnisse gelehrt haben — nur zu oft falsch gemacht worden ist.

Allgemeiner Teil.

Begriff. Unter Verrenkung (Luxatio) versteht man eine derartige dauernde Verschiebung zweier Gelenkenden gegen einander, dass zwischen beiden keine Berührung mehr stattfindet. Man bezeichnet einen solchen Zustand auch als vollständige (complete) Verrenkung, zum Unterschied von einer unvollständigen (incompleten), bei welcher nur eine teilweise Verschiebung der Gelenkenden gegen einander besteht, wofür man den Namen Subluxatio gewählt hat. Unter einer veralteten Luxation versteht man im Gegensatz zu einer frischen, eine solche, welche noch Wochen und Monate nachdem sie eingetreten ist, besteht. Mit Distorsion bezeichnet man eine Lux. sponte reposita d. h. es hat im Momente der Verletzung eine Verschiebung der Gelenkenden gegeneinander stattgehabt, dieselbe hat sich aber sofort wieder in den normalen Zustand zurückverwandelt.

Ursache. Wodurch entsteht eine Luxation? Dies kann auf mehrfache Art geschehen.

Erstens durch direkte oder indirekte Gewalt, sowie durch Muskelzug (traumatische Luxation).

Zweitens durch Erkrankungen der das Gelenk bildenden Teile oder derjenigen Muskeln, welche besonders auf dasselbe einwirken (pathologische Luxation).

Drittens durch Anomalien im embryonalen Leben (congenitale Luxation).

Unter direkten Luxationen (auch primäre genannt) versteht man diejenigen, welche durch den Einfluss einer Gewalt hervorgebracht werden, die den zu luxirenden Knochen am Gelenk selbst trifft, während indirekte Luxationen solche sind, bei denen die verrenkende Gewalt peripher von dem betreffenden Gelenk angreift. Es handelt sich dabei stets um andere, überhaupt heterologe oder um gewaltsame Bewegungen über die physiologischen Grenzen hinaus. Unter durch Muskelzug entstandenen Luxationen versteht man diejenigen, welche durch plötzliche Contraction einer Muskelgruppe herbeigeführt werden.

Pathologische Luxationen (auch sekundäre genannt) nennt man 1) solche, welche durch Caries der Gelenkenden entstanden sind d. h. durch das Gelenk destruierende Prozesse (Destruktions-Luxationen); 2) solche, welche durch Gelenkergüsse und dadurch bedingte Dehnung der das Gelenk umgebenden Weichteile (besonders Bänder und Kapsel) hervorgebracht wurden (Distensions-Luxationen); 3) solche, welche ihre Entstehung den, die Knochen und Knorpel deformierenden Prozessen verdanken (Difformitäts-Luxationen) und 4) solche, welche auf Lähmungen einer gewissen Muskelgruppe und Uebergewicht der Antagonisten beruhen (Myopathische Luxationen).

Unter dem Begriff der congenitalen Luxationen fasst man diejenigen zusammen, welche bereits im intrauterinen Leben entstanden sind.

Mechanismus. Auf die weitere Frage: Wie entstehen die Luxationen, welches ist der Luxations-Mechanismus, muss genauer bei Besprechung der einzelnen Verrenkungen eingegangen werden. Nur soviel sei hier erwähnt, dass bei der Mehrzahl der indirekten Luxationen eine Hebelwirkung vorliegt, so zwar, dass der zu luxierende Knochen in einen zweiarmigen Hebel verwandelt wird, dass das Hypomochlion in der Nähe des Gelenks liegt und der verrenkte Teil den kürzeren Hebelarm bildet, oder mit anderen Worten: der kurze Hebelarm (der Last) wird dargestellt durch den luxierenden Kopf, der lange Hebelarm (der Kraft) durch die zugehörige Diaphyse oder den ganzen peripheren Teil des Knochens resp. der Extremität, das Hypomochlion durch die Kapsel, den Pfannenrand oder benachbarte Knochenvorsprünge. Die Beachtung dieses Mechanismus ist von grosser Wichtigkeit, da er eine wesentliche Unterstützung für eine rationelle Einrenkung abgiebt. Es wird eine Verrenkung um so leichter möglich sein, je freier beweglich das Gelenk ist, je kleiner die Berührungsflächen sind, je schwächer der Bandapparat und je mächtiger die umgebende Musculatur ist. Aus diesem Grunde gelangen auch die Schultergelenks-Luxationen besonders häufig zur Beobachtung.

Richtung. Man unterscheidet betreffs der Richtung, nach welcher hin die Verrenkungen eingetreten sind, solche nach vorn, hinten, oben, unten, seitlich, aussen, innen und deren Combinationen. Es entsteht daher von selbst die Frage, welcher Knochen dabei als der verrenkte angesehen wird. Man ist allgemein darin überein gekommen, den peripher gelegenen Knochen als den luxierten anzusehen und die Richtung der Luxation danach zu bezeichnen, wie sich der verrenkte (also periphere) Teil zu dem central gelegenen verhält. (Man versteht also z. B. unter einer Luxation beider Vorderarmknochen nach hinten, den Zustand, dass die oberen Enden von Ulna und Radius an der hinteren Fläche des unteren Endes des Humerus stehen.) Handelt es sich um die Verrenkung eines Hand- oder Fusswurzelknochens, so giebt seine Stellung zu den umgebenden Knochen die Benennung ab (z. B. isolierte Luxation des Talus nach oben, wenn dieser Knochen aus allen seinen Verbindungen heraus auf den Fussrücken getreten ist).

Patholog. Anatomie. Ausser den bei allen Luxationen in mehr weniger hohem Grade zur Beobachtung gelangenden Zerrungen, Quetschungen, partiellen Zerreissungen der Musculatur und der anderen umgebenden Weichteile ist die wichtigste und für die allergrösste Anzahl aller Verrenkungen charakteristische Verletzung der Kapselriss. Wenn, wie es zum Begriff einer vollständigen traumatischen Luxation gehört, eine totale Verschiebung beider Gelenkenden gegeneinander eintreten soll, so muss meist die Kapsel entweder an einer Stelle schlitzförmig einreissen oder wenigstens zum Teil von ihren Ansatzpunkten abreissen. Nur in seltenen Fällen ist eine vollständige Abtrennung der Kapsel beobachtet worden.

Bei einer zur Luxation praedisponirenden abnormen Schlaffheit der Kapsel und der Bänder kann der Kapselriss fehlen und, wie die Erfahrung lehrt, bei der Luxation des Unterkiefers.

Die Lage, Grösse und Richtung des Kapselrisses sind sehr verschieden. Er kann dicht an der Ansatzstelle oder entfernt von ihr liegen, er kann schräg oder in der Längsrichtung verlaufen, er kann zu klein sein und so ein Respirationshinderniss abgeben etc. Wir kommen auf diese Verhältnisse bei Besprechung der einzelnen Luxationen noch zurück.

Kein notwendiges Attribut einer Verrenkung ist das Zerreissen der Bänder. Sie werden im Gegenteil in der Mehrzahl der Fälle nur gezerrt und hochgradig gespannt oder höchstens eingerissen gefunden und es kommt ihnen daher ein nicht geringer Anteil zu an der Erhaltung der Stellung des luxierten Knochens resp. der dazu gehörigen Extremität (cfr. pag. 9). Auch die Musculatur unterliegt meist nur mehr weniger intensiven Zerrungen und Quetschungen. Schwerere Verletzungen der Knochen, der Gefässe oder Nerven sind gleichfalls beobachtet und zwar besonders häufig gleichzeitige Fracturen, glücklicherweise selten Rupturen der Gefässe oder Nerven.

Symptome und Diagnose. Zu denjenigen Zeichen, welche sich bei allen Verrenkungen in mehr weniger hohem Grade wiederfinden, gehört in erster Linie die Difformität des betreffenden Gelenkes, welche bedingt ist durch die Dislocation der verrenkten Knochenenden. Die Grösse der Difformität wird sich meist nach der Grösse der Verschiebung der Knochen gegeneinander richten. Die Diagnose wird im Allgemeinen um so eher zu stellen sein, je leichter es gelingt die beiden oder wenigstens das eine luxierte Knochenende an der pathologischen Stelle zu fühlen. Dass Letzteres bei denjenigen Gelenken eher der Fall sein wird, welche nur dünne Weichteilbedeckungen haben, als bei denen, die unter dicken Muskelschichten liegen, leuchtet von selbst ein. Oft helfen bestimmte Knochenvorsprünge, die Stellung derselben zu einander oder gewisse anatomisch festgestellte Linien zur richtigen Beurteilung der Verletzung, worauf wir im speciellen Teile noch zurückkommen.

Ganz besonders hierbei wird ein geübter Formsinn die Stellung der Diagnose wesentlich erleichtern, wenn man zudem nicht unterlässt stets das kranke Gelenk mit dem anderseitigen gesunden zu vergleichen.

Weiterhin ist der grossen Mehrzahl der Luxationen gemeinsam die abnorme Stellung des verrenkten Gliedes. Für gewisse Gelenke sind diese Stellungen so durchaus typische, dass es mit einiger Erfahrung gelingt, allein aus ihnen die Verrenkung zu diagnosticieren. Dazu kommt, dass sich in vielen Fällen nachweisen lässt, dass die Verlängerung der Längsaxe des luxierten Knochens nicht in die Pfanne, sondern seitlich von ihr fällt, wie z. B. sehr deutlich bei den Luxatt. humeri nach vorn und innen.

Aus der Dislocation der Gelenkenden resultiert ferner ein nicht immer deutliches, oft auch nur scheinbar vorhandenes Symptom d. i. die Längendifferenz zwischen dem kranken und dem gesunden Gliede. Im Allgemeinen wird eine Verschiebung des luxierten Knochens nach oben d. h. centralwärts eine Verkürzung, im entgegengesetzen Falle eine Verlängerung nach sich ziehen. Dieselben werden jedoch z. B. bei Luxationen im Schulter- resp. Hüftgelenk oft vorgetäuscht durch Verschiebung des Schultergürtels oder des Beckens, so dass nur eine genaue Messung von durch einen Assistenten sicher fixierten Punkten aus Aufschluss über event. Längenunterschiede geben kann. — Hat sich der luxierte Gelenkkopf rein seitlich von seiner

Pfanne gestellt, so wird weder eine Verlängerung noch Verkürzung zu beobachten sein.

Im Grossen Ganzen ist das letztgenannte Symptom das am wenigsten sichere und wird auch in der That in praxi bei weitem weniger verwertet als die vorgenannten. Mehr ins Gewicht fallend ist endlich die Functionsstörung. Es liegt auf der Hand, dass jedes luxierte Gelenk in Folge seiner Fixation in einer pathologischen Stellung in seinen Functionen mehr weniger gelitten haben muss.

Entweder werden active Bewegungen gar nicht oder nur in sehr geringer Ausdehnung möglich und auch die passiven stets erheblich beschränkt sein. Der Unterschied zwischen den Bewegungen bei Fracturen liegt darin, dass hier die pathologischen Rewegungen leicht nach jeder Richtung auszuführen sind, bei den Luxationen dagegen ihnen ein nur schwer zu überwindender elastischer Widerstand entgegengesetzt wird. — Bei der so häufigen Lux. subcoracoidea humeri gelingt es z. B. mit Anwendung einiger Kraft wohl die pathognomonische Abductions-Stellung des Arms in eine Adduction zu verwandeln, der Arm kehrt jedoch sobald der Druck auf den Humerus nachlässt, sofort von selbst wieder in die abducierte Stellung zurück. Bei der Fract. colli humeri hingegen sind die pathologischen Bewegungen ohne Widerstand leicht nach jeder Richtung hin ausführbar und der passiv abducierte Arm kehrt sofort wieder seiner Schwere folgend in Adduction zurück. Es liegt hierbei die Beantwortung der Frage nahe, wodurch der luxierte Knochen in seiner Stellung gehalten wird. Schon S. *Ast. Cooper* beschäftigte sich mit dieser Frage und richtete dabei sein Hauptaugenmerk auf die Musculatur. Nach ihm haben deutsche, englische, amerikanische und französische Autoren vielfache Arbeiten über diesen Gegenstand geliefert und das Resultat all' dieser Untersuchungen ist, dass es die unzerrissenen Kapselteile sowie die Hülfsbänder sind, welche den luxierten Kopf in seiner pathologischen Stellung erhalten. Betreffs der Rolle, welche der Bandapparat dabei spielt, ist *Bigelow* insofern am weitesten gegangen, als er bei den Hüftgelenks-Verrenkungen in erster Linie sowohl für die Stellung des Kopfes, als auch für die Fixation des Beines das Lig. ileo-femorale allein verantwortlich macht. —

Zu den bisher besprochenen speciellen Symptomen gesellen sich als allgemeine der nach jeder Luxation bestehende Schmerz, die durch einen blutigen oder serösen Erguss bedingte Schwellung des Gelenks und der umgebenden Weichteile und die Unmöglichkeit, das Gelenk in seinen normalen Grenzen zu bewegen.

Im Allgemeinen wird aus den genannten Symptomen die Diagnose mit Sicherheit zu stellen sein, aber es bleiben trotzdem noch genug Fälle übrig, in denen es recht schwer ist zwischen Luxation oder Fractur, Luxation mit Fractur zu differenzieren. —

Man wird sich zur Unterscheidung einer Luxation von einer Fractur stets daran erinnern müssen, dass die Beweglichkeit bei ersterer geringer, die pathologische Stellung mehr fixiert ist als bei letzterer, dass es hingegen bei der Fractur leichter gelingt die Difformität aufzuheben, sie jedoch sofort wieder eintritt, wenn der reponierende Zug nachlässt, während eine einmal eingerichtete Luxation gewöhnlich definitiv reponiert bleibt. Auf die Crepitation ist kein allzu grosser Werth zu legen, weil ein derartiges Gefühl oder Geräusch z. B. auch durch das Reiben des luxierten Knochens an dem anderen Gelenkende hervorgebracht werden kann. Crepitation mit freier abnormer Beweglichkeit wird jedoch stets die Fractur nahezu sicher stellen.

In zweifelhaften Fällen soll man daher stets die Chloroform-Narkose in Anwendung ziehen, weil die Palpation durch die erschlaffte Musculatur hindurch und die passive Bewegung wesentlich erleichtert wird.

Prognose. Die Prognose der einfachen frischen traumatischen Luxationen ist im Allgemeinen gut. Die Reposition gelingt von kundiger Hand ausgeführt fast immer und die spätere Gebrauchsfähigkeit des betreffenden Gliedes stellt sich meist vollkommen wieder her. Anders verhält es sich wenn Complicationen vorliegen. Sie können sowohl quoad vitam als auch quoad functionem die Prognose erheblich trüben. Handelt es sich z. B. um eine durch die Weichteilverletzungen bedingte offene Gelenkwunde, so liegen alle Gefahren der Infection vor, wenn dieselben auch durch eine möglichst früh eingeleitete aseptische Wundbehandlung erheblich gegen früher gemindert sind. Ist ein grösseres Gefäss rupturiert, so kann der Tod durch Verblutung eintreten. Liegt eine gleichzeitige Fractur vor, welche bis in das Gelenk geht, so kann durch die in dasselbe wuchernden Callusmassen eine dauernde mehr weniger grosse Gelenksteifigkeit zurückbleiben. — Blieb eine Luxation unreponiert, so ist in der Regel dauernde Bewegungsbehinderung die Folge, wenn auch manchmal dieselbe sehr gering sein kann, wie z. B. bei einer nicht eingerichteten Luxation der Clavicula sich die Gebrauchsfähigkeit des Armes wieder vollständig herstellen oder sich in einem anderen Falle ein möglichst brauchbares neues Gelenk einschleifen kann. Führte die Stellung des luxierten Kopfes zu dauerndem Druck gegen einen Nerven- oder Gefässstamm der Extemität, so können Lähmungen oder Gangrän die traurigen Folgen sein.

Therapie. Die Therapie besteht in der Reposition, Einrenkung. Seit bezüglich der Entstehung der Luxationen und der damit verbundenen Verletzungen der Kapsel und Bänder genauere Kenntnisse auf anatomischer Grundlage vorhanden sind, ist es möglich geworden für die Einrichtung der Verrenkungen allgemein gültige Regeln aufzustellen, vermöge deren wir sicherer, schonender und mit geringerer Kraftanwendung die Reposition bewerkstelligen können, als in früherer Zeit.

Im Allgemeinen gilt als Hauptregel, bei der Einrenkung denselben Weg zu beschreiben, der zur Luxation führte, aber in umgekehrter Reihenfolge. Das vom behandelnden Arzte stets zu erstrebende Ideal ist, sich während der Repositions-Manöver jederzeit der Stellung des luxierten Knochens zum Kapselriss resp. zur Pfanne genau bewusst zu sein, um nicht ganz irrationelle event. sogar schädliche Bewegungen auszuführen. Wird man von diesem Gesichtsspunkt geleitet, so werden wenige frische Luxationen, wenn anders sie richtig erkannt sind, unreponiert bleiben. Die anatomischen Untersuchungen bei künstlich an der Leiche hergestellten und gelegentlich auch bei intra vitam entstandenen Luxationen haben gelehrt, dass einer bestimmten Stellung des verrenkten Knochens meist auch eine bestimmte Lage des Kapselrisses entspricht. Kennt man aber diese, so ergiebt sich von selbst, dass man vor Allem bemüht sein muss, bei der Reposition den Kopf durch Extension, Flexion, Rotation oder Elevation möglichst nahe an den Kapselriss zu bringen und dann mit Benützung unzerrissener Kapselteile resp. Bänder oder Knochenvorsprünge als Hypomochlien, den verrenkten Knochen in das Gelenk hineinzuhebeln oder auch, was bei gewissen Stellungen leicht gelingt, einfach hineinzuziehen. Von den Hindernissen, welche sich diesem scheinbar einfachen Repositionsmechanismus entgegenstellen und welche meist von der Kapsel und den Bändern ausgehen, soll bei den einzelnen Luxationen genauer gehandelt werden. Nur so viel sei hier erwähnt, dass es stets unser Bestreben sein muss, diesen Hindernissen insofern entgegenzuarbeiten, als darauf Bedacht zu nehmen ist, die reponierenden Bewegungen im Allgemeinen möglichst so einzurichten, dass dadurch der Kapselriss durch Erschlaffung vergrössert und so dem luxierten Knochen das Einschlüpfen in das Gelenk erleichtert wird. Zur Ueberwindung des Widerstandes der Musculatur und besonders zur Schmerzersparnis ist die Narkose angezeigt. Wir werden jedoch sehen, dass trotz der so weit vorgeschrittenen Repositionstechnik es doch noch einfache, frische, traumatische Luxationen giebt, die nicht ohne einen operativen Eingriff, event. sogar Resection reponierbar sind.

Ist die Reposition erfolgt, so hat die Nachbehandlung für die Retention zu sorgen.

Dieselbe ist in manchen Fällen schwerer als die Einrichtung und wird angestrebt durch Verbände aller Art, welche zum Teil ad hoc erfunden sind. Zu längerer sicherer Immobilisierung ist die Gypsschiene oder der circuläre Gypsverband der Anlegung von Holz- oder Papp-Schienen im Allgemeinen vorzuziehen, besonders dann, wenn gleichzeitig complicierende Fracturen vorhanden sind. Um event. auch später noch ausgiebigen unwillkürlichen Bewegungen mit Erfolg vorzubeugen ist das Tragen von Gummikappen z. B. beim Kniegelenk empfehlenswert.

Wenn die Reposition durch die üblichen Manipulationen nicht gelingt, so empfiehlt v. Bergmann*) zur Behandlung veralteter Luxationen die Exstirpation der zwischen den abgewichenen Gelenkenden gelegenen narbigen Schwarten von einer Wunde aus, die das verödete Gelenk und das luxierte Gelenkende freilegt. Bedingung für ein gutes Resultat mit Erhaltung der Function ist aseptischer Wundverlauf und rasche Heilung, damit bald mit Massage und passiven Bewegungen begonnen werden kann.

Bei irreponiblen frischen Luxationen gilt es den Kapselriss zu erweitern oder Interpositionen zu beseitigen (cfr. Lux. pollicis und Lux. tali).

Nach der Heilung, welche bei bald zur Einrichtung gelangten Luxationen relativ rasch erfolgt, da es sich um subcutane Wunden handelt, sind anfangs passive Bewegungen erforderlich, um die normale Beweglichkeit möglichst wiederherzustellen. Man muss dabei besonders anfänglich darauf achten, den jung vernarbten Kapselriss nicht durch Andrängen des Kopfes zu dehnen, um nicht einem Recidive Vorschub zu leisten. Dasselbe kann leicht dann eintreten, wenn die Kapsel dauernd erschlafft bleibt, wodurch die sog. habituellen Luxationen erzeugt werden.

Um die Gebrauchsfähigkeit und freie Beweglichkeit mög-

*) Arch. f. klin. Chir. Bd. 43.

lichst rasch wieder herzustellen, ist die Massage ohne Zweifel in hohem Grade angezeigt, mit welcher man auch bereits bald nach Eintritt der Verletzung zur Erzielung schnellerer Beseitigung des Blutergusses und der Gelenkschwellung gute Erfolge erzielen kann.

Die frühzeitige Massage wird z. B. von *Jaksch**) bei der einfachen praeglenoidalen Schulterluxation sehr empfohlen, weil bei ihr nur selten eine Muskelzerreissung stattfinde, und man auch deshalb nicht zu fürchten brauche, dass sich etwa in Folge der Massage Anlage zu einer habituellen Luxation ausbilden könnte, da dieselbe besonders begünstigt werde durch Muskelzerreissung und Heilung mit einer langen Bindegewebsnarbe.

*) Wien. med. Wochenschrift 1890. No. 16. 17.

Specieller Teil.

§ 1. Verrenkung des Unterkiefers.

Man unterscheidet:

1. Doppelseitige Verrenkungen.
2. Einseitige Verrenkungen;

und versteht unter den ersteren diejenigen, bei welchen beide Proc. condyloidei die Gelenkpfanne verlassen haben, unter den letzteren diejenigen, bei welchen nur ein Condylus ausgetreten ist.

A. Doppelseitige Verrenkung.

Fig. 1.

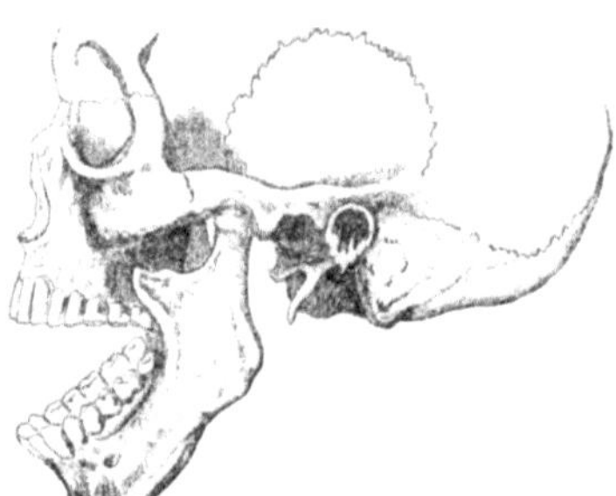

Lux. maxillae inferioris. (Nach *Hamilton.*)

Vorkommen. Die doppelseitige Verrenkung wird am häufigsten im mittleren Lebensalter beobachtet, weil die Form des Unterkiefers im ersten Kindes- und im Greisenalter ihrem Zustandekommen hinderlich ist. In diesen beiden Lebensphasen ist nämlich der Winkel des Unterkiefers ein sehr stumpfer, er nähert sich in den ersten Lebensjahren einer fast geraden Linie. Im Greisenalter wird der Unterkiefer durch Resorption des Zahnlückenfortsatzes auf eine dünne Knochenspange reduciert und die Aeste erhalten dadurch wieder eine mehr geneigte Stellung als im Mannesalter *(Henle)*.

Richtung. Vergegenwärtigen wir uns das Kiefergelenk, so ergiebt sich von selbst, dass ein Austreten des Köpfchens aus dem Gelenk nur nach vorn hin stattfinden kann, denn hinter der Gelenkgrube liegt der Warzenfortsatz. In neuerer Zeit hat *Thiem* seine Beobachtungen über Luxationen nach hinten veröffentlicht, welche besonders bei Frauen eintreten könnten, weil bei ihnen die Pfanne relativ flach und zwischen der Gelenkfläche und dem proc. mast. genügender Raum zur Aufnahme des luxierten Köpfchens vorhanden sei. Auch congenitale derartige Verrenkungen werden von ihm beschrieben, deren Entstehung er sich bei flacher Entwicklung der Gelenkpfanne durch den stark nach hinten ziehenden Musc. temporalis erklärt. Den Mechanismus beschreibt *Thiem* so, dass nach weiter Oeffnung des Mundes beim Schliessen desselben namentlich die unteren fast horizonal nach hinten verlaufenden Fasern des genannten Muskels sich kräftig contrahieren und diese zusammen mit dem eigenen Bestreben des Patienten, den Mund zu schliessen, den Gelenkfortsatz über das Tubercul. tympanicum nach hinten reissen. Die Reposition soll durch gewaltsames Oeffnen des Mundes vorgenommen werden. Eine Luxation nach oben wäre nur denkbar mit gleichzeitigem Bruch der Pfanne und Durchtreten des Kopfes in die Schädelhöhle.

Mechanismus. Die doppelseitige Luxation nach vorn kommt am häufigsten zu Stande durch ein übermässiges Oeffnen des Mundes und zwar in der Mehrzahl der Fälle durch Muskelzug. So lange der Unterkiefer in seinen physiologischen Grenzen vom Oberkiefer entfernt wird, geschieht die Drehung des ersteren um eine horizontale Axe, welche durch beide Condylen geht. Wird die Oeffnung über die normalen Grenzen hinausgetrieben, so rückt je nach der successiven Anspannung der Ligg. lateralia und der Mm. temporales, pterygoidei und masseterici der Drehpunkt weiter nach abwärts bis in die Nähe des Kieferwinkels. Dieser geht nun Hand in Hand mit der Verschiebung des Drehpunktes nach rückwärts, folglich rücken die Condylen nach vorn gegen den, vor dem Gelenk liegenden, kleinen Knochenvorsprung (Tuberculum articulare), treten schliesslich auf denselben und gleiten an der schrägen vorderen Fläche des Tuberculum nach vorn ab. Dadurch ist die Luxation vollendet. Ausser der schon genannten Musculatur beteiligen sich, wie leicht ersichtlich, noch die vom Zungenbein zum Unterkiefer gehenden Muskeln, welche bei fixiertem Os hyoideum den Kiefer nach unten ziehen, am Zustandekommen der Verrenkung (Mm. digastricus, Mylo- und Hyo-ideus). Aus dem genannten Mechanismus erhellt, warum eine Luxation nicht entstehen kann, wenn der Winkel zwischen Ast und Körper ein sehr stumpfer ist (wie bei Neugebornen und Greisen); denn dann bleibt der Drehpunkt immer in den Gelenkfortsätzen, oder doch so nahe an denselben liegen, dass man zur Verrenkung des Unter- zum Oberkiefer eine ganz oder nahezu senkrechte Stellung annehmen müsste. *Hueter* erklärt das Nichtvorkommen durch das Fehlen des Tub. art. im frühen Kindesalter.

Zwischenknorpel. Die in den Kiefergelenken liegenden Zwischenknorpel beteiligen sich entweder garnicht an der Verschiebung, sondern bleiben in der Cavitas glenoidalis liegen oder folgen teilweise bis zum Tub. art.

Kapsel. Wegen der grossen Dehnbarkeit der Kapsel ist nicht immer eine Zerreissung derselben zu beobachten. Da jedoch eine vollständige Verschiebung beider Gelenkflächen besteht, so ist die Benennung: Luxation gerechtfertigt.

Aetiologie. Der wesentliche Teil der Aetiologie ist bei

Besprechung des Mechanismus bereits erledigt, und es erübrigt nur noch hinzuzufügen, dass bei starkem Gähnen, heftigem Erbrechen, Einführung von Fremdkörpern in den Mund, gewaltsamem Oeffnen desselben eine Verrenkung entstehen kann. Die Anzahl derselben ist jedoch sehr gering. Ein heftiger Schlag von oben her, oder rohe Manipulationen beim Zahnziehen sind auch als Ursachen beobachtet worden.

Symptome. Das am meisten in die Augen fallende Symptom ist das Offenstehen des Mundes und die Unfähigkeit des Patienten ihn zu schliessen. Bezüglich der Fixation der Maxilla in der pathologischen Stellung spielen ohne Zweifel die stark gespannten Kaumuskeln die Hauptrolle. Es darf aber nicht unerwähnt bleiben, dass zur Fixation wahrscheinlich auch die Stellung des Kiefers selbst insofern beitragen kann, als sich der Proc. coronoideus in jene kleine Vertiefung stemmt, welche an der unteren Fläche des Os zygomaticum liegt. Ein weiteres Symptom ist das Vorstehen des Unterkiefers, so dass dessen Zahnreihe vor der des Oberkiefers steht. Die Wangen erscheinen abgeflacht. In der Gegend des Kiefergelenkes dicht vor dem Ohr bemerkt man eine flache Einsenkung, und der untersuchende Finger gewahrt dort das Fehlen der knöchernen Unterlage. Dagegen fällt weiter nach vorn eine geringe Hervorwölbung der Weichteile auf, bedingt durch den verschobenen Proc. condyloideus.

Der Patient klagt meist über lästiges fortwährendes Ausfliessen des Speichels, über Schling- und Schluckbeschwerden und kann sich nur sehr undeutlich oft gar nicht durch unarticulierte Laute verständlich machen. Weder active noch passive Bewegungen sind in irgend erheblicher Ausdehnung möglich.

Diagnose. Mit Berücksichtigung der genannten Symptome bietet sich der Diagnose keine Schwierigkeit dar. Eine Verwechselung mit Fractur der Condylen ist kaum denkbar, denn allein das Fehlen derselben in den Gelenkhöhlen genügt, um einen Bruch auszuschliessen.

Die im allgemeinen gute Prognose wird getrübt durch die leichte Recidiv-Fähigkeit. Selbst wenn kein Kapselriss vorlag, kann doch die Erschlaffung der Kapsel und der Ligg. lateralia so erheblich bleiben, dass späterhin bei einfachem Gähnen oder unvorsichtigem Oeffnen des Mundes eine Luxation wieder eintritt. Wenn in solchen Fällen die Reposition auch leicht gelingt, so mahnt dieser Umstand doch in prognostischer Beziehung zur Vorsicht.

Therapie. Die Einrenkung gelingt nicht selten ohne Chloroformnarcose. Es ist erforderlich, den Proc. condyloideus über das Tuberculum articulare herüberzuhebeln und dadurch das Hineingleiten des Köpfchens in die Fossa glenoidalis zu ermöglichen. Zu diesem Zwecke fasst man den Unterkiefer mit beiden Händen, sodass der Daumen auf den seitlichen Zahnreihen liegend bis möglichst weit an den Ramus ascendens heranreicht, während die übrigen Finger von aussen und unten her den Kiefer umfassen. Nun drängt man mit der Spitze der Daumen (Nagelphalanx) den Kieferast möglichst weit nach unten. Man hebelt ihn dabei über den Rand des unter dem Ram. horizont. liegenden Zeigefingers vorn in die Höhe.

Sowie man fühlt, dass der Proc. condyloideus folgt, fügt man einen Druck von vorn nach hinten zu und muss nun schleunigst die Daumen nach den Seiten der Zähne gleiten lassen, damit man nicht gebissen werde, denn sowie der Condylus über das Tuberculum articulare herübergehebelt ist, schnellt der Kiefer mit einem schnappenden Geräusch und grosser Gewalt in die Gelenkgrube hinein.

Zur Befestigung des Kiefers genügt eine gut angelegte Binde, (Capistrum duplex) wozu man sich weitaus am zweckmässigsten einer nass gemachten appretierten Gazebinde bedient. Es versteht sich von selbst, dass in der ersten Zeit nur flüssige Nahrung gereicht werden darf, sowie jedes weite Oeffnen des Mundes unterbleiben muss. Wegen der leichten Recidiv-Fähigkeit ist es ratsam, den ersten Verband wenigstens drei Wochen liegen zu lassen und auch dann noch dem Patienten dringend Vorsicht anzuempfehlen.

Zuerst die eine und dann die andere Seite zu reponieren, dürfte meiner Ansicht nach ein stets zu vermeidender Ausweg sein. Die Nachbehandlung hat, ausser für die Ruhe, besonders noch für die Desinfection des Mundes zu sorgen, denn es kommt infolge des Reizes stets zu vermehrter Speichelsecretion und infolge der Schluckbeschwerden zur Stagnation und Zersetzung desselben, sowie zurückgebliebener Speisereste, wodurch leicht eine Stomatitis hervorgerufen werden kann.

B. Einseitige Verrenkung.

Mechanismus. Die einseitigen Luxationen sind bei weitem seltner und werden hervorgebracht durch Drehung des Unterkiefers um eine verticale Axe, welche durch den Proc. condyloideus der gesunden Seite verläuft.

Symptome. Besonders wichtig ist auch hier wieder das Fehlen des Proc. condyloideus vor dem Ohre der verrenkten Seite. Sprechen und Schlingen ist erschwert, das Schliessen des Mundes nicht ausführbar und eine seitliche Verschiebung der Unterkieferzähne gegen die des Oberkiefers nach der gesunden Seite hin vorhanden.

Diagnose. Bei genauerer Untersuchung und Berücksichtigung der Symptome ist auch hier eine Verwechselung mit einer anderen Verletzung kaum anzunehmen, denn bei einer einseitigen Fractura colli des Proc. condyloideus und dadurch bedingtem Verschobensein des Unterkiefers ist der Proc. condyloideus an seiner normalen Stelle zu fühlen und der Kiefer nach der kranken Seite hin verschoben.

Prognose. Die Prognose ist gut und insofern als die Neigung zu Recidiven keine grosse ist, besser, wie bei den beiderseitigen Luxationen.

Therapie. Die Einrenkung geschieht auf gleiche Weise wie bei den doppelseitigen Verrenkungen, nur eben mit dem Unterschiede, dass die Manipulationen nur auf einer Seite vorzunehmen sind. Bezüglich der Nachbehandlung gilt auch hier das oben Gesagte.

---

§ 2. Verrenkungen der Wirbel.

Man unterscheidet einseitige und doppelseitige und vollständige oder unvollständige Verschiebung der Gelenkfortsätze zweier Wirbel gegen einander. Ihr Vorkommen ist im allgemeinen ein seltenes und zwar hauptsächlich aus zwei Gründen: einmal wegen der straffen und festen Verbindungen zweier Wirbel unter einander und zweitens wegen der geringen Beweglichkeit der Wirbel gegen einander. Deshalb sind grosse auf die Wirbelsäule einwirkende Gewalten viel häufiger die Veranlassung zu Fracturen. Nur die an sich gegen einander beweglicheren Halswirbel bilden hiervon eine Ausnahme.

A. Halswirbelsäule.

1. Luxation zwischen Atlas und Occiput. — Verrenkung des Kopfes.

Da zwischen beiden genannten Knochenteilen die Gelenkverbindung eine sehr feste und physiologisch nur eine Bewegung um eine horizontale Axe möglich ist, so sind hier Luxationen äusserst selten und nur durch grosse Gewalten hervorzubringen, welche event. auch eine abnorme Bewegung veranlassen.

Mechanismus. Der Mechanismus ist so zu denken, dass bei einer übermässigen Beugung resp. Streckung des Kopfes gegen die fixierte Wirbelsäule das Occiput nach vorn oder hinten auf den Gelenkflächen des Atlas herabgleitet und so nach vollständiger oder unvollständiger Zerreissung der Ligg. alaria eine, wol meist unvollkommene, Verschiebung der Gelenkflächen gegeneinander zu Stande gebracht wird, oder dass umgekehrt bei fixiertem Kopfe die Wirbelsäule in übermässige Beugung resp. Streckung gedrängt wird. Auch direkter Schlag gegen den Kopf oder die Wirbelsäule ist als veranlassendes Moment beobachtet worden. Ein von *Bouisson* (Gaz. méd. de Paris 1855) secierter Fall lässt vermuten, dass auch durch hochgradige Rotation des Kopfes eine einseitige Luxation entstehen kann.

2. Luxation zwischen Atlas und Epistropheus. — Luxation des Atlas.

Infolge der grösseren Beweglichkeit dieser Wirbel gegen einander sind zwischen ihnen Verrenkungen leichter möglich als zwischen den anderen Wirbelkörpern. Da jedoch auch hier nur grosse Gewalten die Verletzung hervorbringen können, so ist es häufig, dass neben der Luxation noch eine Fractur des Dens epistrophei besteht resp. dass erst infolge der Fractur und der Bänderzerreissung die Verschiebung der beiden Wirbel gegen einander eintrat. Ueber den Mechanismus ist nichts Sicheres bekannt.

3. Luxation der übrigen Halswirbel.

Die Verrenkungen des dritten bis siebenten Halswirbels sind gleichfalls nicht häufig und stets Folgen grosser Gewalten, sind jedoch auch durch Muskelzug entstanden beobachtet. Nach *Hueter* teilen wir dieselben ein in Rotations- und Beugungsluxationen.

Die ersteren entstehen am häufigsten durch einen Fall auf den voraufgehenden Kopf, wodurch derselbe zu gleicher Zeit in Abductionsstellung gedrängt wird: denn je hochgradiger die Abduction (Beugung nach den Schultern hin) wird, um so mehr resultiert daraus auch eine Rotation des Kopfes nach der entgegengesetzten Seite *(Hueter)*. Die Beugungsluxationen entstehen durch eine forcierte Flexion des Kopfes nach der Brust zu. Dadurch entfernen sich die hinteren Ränder der Wirbelkörper und die Bogen von einander und zwar ohne Schaden für den betreffenden Menschen, solange die Bänder und die Zwischenwirbelscheiben festhalten. Zerreissen dieselben aber bei weiterer Beugung des Kopfes, so können nun die Proc. obliqui des oberen Wirbels auf denen des unteren nach vorn und unten herabgleiten, wodurch die Luxation herbeigeführt ist.

Symptome und Diagnose. Um Wiederholungen zu vermeiden sollen weiterhin die Verrenkungen aller Halswirbel zusammen besprochen werden.

Ausser den Schmerzen, Weichteil-Schwellungen, Sugillationen etc. lassen sich die übrigen Symptome in zwei Hauptgruppen ordnen. Die eine Gruppe ist abhängig von der Stellung der Knochen zu einander, die zweite von der Beteiligung des Rückenmarks.

Bezüglich des ersten Punktes ist es zuweilen möglich, sich durch die Palpation von der Verschiebung der Knochen zu einander zu überzeugen, indem man vom Munde aus oder am Nacken den hervorspringenden Wirbelkörper fühlen kann. Ferner wird abhängig von der veränderten Stellung der Wirbel auch der Kopf bisweilen charakteristische Zeichen für eine Luxation abgeben (stabile Rotation oder Beugung). Leider sind aber in vielen Fällen die Symptome nicht so ausgesprochen, dass genaue Unterscheidungsmerkmale für eine Fractur vorliegen, denn das Fehlen der Krepitation beweist allein nichts, da sie auch bei Fractur fehlen kann, und die Prüfung auf abnorme Beweglichkeit wird man aus nahe liegenden Gründen möglichst vermeiden.

Am bedrohlichsten werden stets diejenigen Symptome sein, welche von dem mehr oder weniger in Mitleidenschaft gezogenen Rückenmark ausgehen. Hierbei kommt die Lähmung der Atmungsnerven in erster Linie in Betracht, welche sofortigen Tod bedingen muss, wenn sie eine vollständige ist. Sie kann unvollständig sein, wenn die Verrenkung vom vierten Halswirbel abwärts eingetreten war, weil dann der Nervus phrenicus nicht direkt von der Verletzung berührt wurde. Auch die anderweitigen nervösen Störungen (Lähmungen der Extremitäten, der Blase, des Darmes) sind symptomatologisch von Wichtigkeit, jedoch wegen ihres verschiedenartigen Auftretens nicht ohne weiteres für die Diagnose verwendbar. Es können schliesslich auch alle letztgenannten Symptome fehlen.

Diagnose. Aus dem Gesagten geht hervor, dass es in vielen Fällen mit erheblichen Schwierigkeiten verbunden sein wird, eine exakte Diagnose zu stellen. Bei der Luxation des Atlas gegen den Epistropheus muss z. B. die Unmöglichkeit einer genauen Erkennung insofern zugegeben werden, als zu gleicher Zeit ein Bruch des Proc. odontoideus bestehen kann. Da jedoch durch die Verletzung wol stets sofort der Tod herbeigeführt werden wird, so hat hier eine eventuell ungenaue Diagnose wenig Nachteil für den Kranken. Eine genaue Aufnahme der Anamnese, vorsichtige und peinlichste Untersuchung der bestehenden Veränderungen werden schliesslich die eine oder die andere Diagnose möglichst sichern.

Prognose. Die Prognose ist im allgemeinen schlecht, denn selbst bei denjenigen Fällen, welche anfangs keine schweren und bedrohlichen Symptome darboten, ist das Leben immerhin noch durch nachfolgende Degenerationsprocesse des Rückenmarks gefährdet. Wenn z. B. durch die Verletzung der Nervus phrenicus nicht berührt wurde, so ist er doch nicht lange im Stande, das ganze Atmungsgeschäft allein zu besorgen, und es erfolgt in kurzer Zeit der Erstickungstod. Prognostisch am günstigsten sind a priori die Rotationsluxationen, weil bei ihnen die Quetschungen des Rückenmarks entweder sehr geringe sein, ganz fehlen oder sich nur auf die Wurzeln des Plexus brachialis beschränken können (*Hueter*). Auch die Hoffnung auf eine Rückbildung der Lähmungen ist keine grosse, sodass die Aussichten auf Restitutio ad integrum äusserst geringe sind und sich nur darauf bauen, dass es gelingt die Reposition der Verrenkung ohne Schaden für das Rückenmark zu bewerkstelligen, falls es nicht schon vorher durch die Verletzung selbst in Mitleidenschaft gezogen ist.

Therapie. Bei den Luxationen der beiden ersten Halswirbel wird meistens eine Behandlung nicht mehr zur Anwendung kommen können, weil der Tod gewöhnlich sehr bald nach der Verletzung eintritt. Bei den Verrenkungen der übrigen Halswirbel jedoch muss der Versuch der Reposition gemacht werden und zwar nach denselben Principien, welche bei der Einrenkung der Luxationen überhaupt massgebend sind.

Ein Hinderniss für die Reposition, welche von *Richet* und *Hueter* in bestimmte Regeln gefasst worden ist, besteht in der von *Hueter* so benannten Verhakung der Proc. obliqui. „Dieses Hinderniss ist darin gegeben, dass die beiden Proc. obliqui des oberen Wirbels mit ihren unteren Rändern vor den oberen der Proc. obliqui des unteren Wirbels feststehen."

Bei der Ausführung der Reposition soll man sich stets bewusst sein, dass dieselbe zugleich ein lebensrettender wie lebensgefährlicher Act ist, wenn auch diese Gefahr geringer geworden, seit besonders durch *Hueter* der Entstehungsmechanismus genauer studiert und das Einrenkungsverfahren danach geregelt worden ist. Ein gewaltsames Vorgehen ohne sich der veränderten Stellung der Wirbel zu einander in jedem Augenblicke klar bewusst zu sein, involviert auch heute noch die grösste Lebensgefahr für den Patienten, genau so wie der alten Aerzte rohe Extensions- und Contraextensionsmethoden, welche zur Zerreissung des Rückenmarkes führten.

Nach den von *Hueter* aufgestellten Normen geschieht die Einrichtung der Rotationsluxationen in der Weise, dass man den Kopf noch etwas weiter in die Abductionsstellung bringt und ihn dann so dreht, dass das Ohr der abducierten Seite nach vorn, das der entgegengesetzten nach hinten rückt.

Für die Einrichtung der Beugeluxation empfiehlt *Hueter* dieselbe erst in eine Rotationsluxation zu verwandeln und diese dann zu reducieren. Die Ueberführung in eine Rotationsluxation lässt sich dadurch bewerkstelligen, dass man zuerst den Kopf nach der einen Seite beugt und dadurch die Verhakung des Proc. obliquus auf der entgegengesetzten Seite aufhebt. Nun wird auf dieser Seite durch Rotation des Kopfes (s. o.) die Reposition ausgeführt. Darauf werden die gleichen Manipulationen nach der andern Seite hin gemacht, wodurch die Reposition auch auf dieser Seite bewerkstelligt und somit eine vollständige wird.

Nachbehandlung. Für die Nachbehandlung ist es stets notwendig den Kopf zu fixieren, am besten durch einen erhärtenden Verband, welcher seine Stützpunkte einerseits am Occiput und den beiden Proc. mastoidei hat, andererseits auf den Schultern. Die Abnahme des Verbandes darf nach ca. drei bis vier Wochen erfolgen, und es genügt dann zur Sicherung vor schnellen und ungeschickten Bewegungen eine einfache Pappkravatte. Die eventuell zurückgebliebenen Lähmungen würden mit Electricität zu behandeln sein.

Wenn auch streng genommen weder eine Fractur noch eine Luxation bei der Zerreissung und Verschiebung der intervertebralen Bandscheiben besteht, so glaube ich diese Verletzung doch hier im Anschluss an die Luxationen der Halswirbel erwähnen zu sollen, da sich mit der genannten Verletzung stets eine wenigstens augenblickliche Verschiebung der auseinander gerissenen Teile vergesellschaften muss. — Nach den Beobachtungen von *Wagner*, *Sonnenburg* und *Schuchardt* handelt es sich dabei um Verschiebungen, die sich aber meist sehr bald wieder von selbst ausgleichen, also um eine Luxatio sponte reposita. Die Zwischenbandscheibe wird zerrissen, kann nach dem Wirbelcanal dislocirt werden und dort in Folge der Compression auf das Rückenmark Lähmungserscheinungen auslösen.

B. Brust- und Lendenwirbelsäule.

Nach dieser etwas genauen Besprechung der Luxationen der Halswirbelsäule kann ich mich jetzt kürzer fassen, zumal da die hier in Frage kommenden traumatischen Verrenkungen nur äusserst selten beobachtet werden. Die sehr feste Verbindung der Brust- und Lendenwirbel unter einander erklärt zur Genüge diese Seltenheit. Die grossen Gewalten, welche doch nur hier eine Verrenkung erzeugen könnten, ziehen stets eher eine Fractur der Wirbelsäule nach sich. Infolge davon ist es leicht verständlich, dass selbst die wenigen beobachteten Fälle von Luxationen zum grössten Teile mit Fracturen vergesellschaftet waren. So erwähnt z. B. *Hamilton* nur 14 Luxationen der Brustwirbel, von denen nur drei nicht von einer Fractur begleitet waren. Bezüglich des Mechanismus, der Diagnose, der Therapie gilt das bei den Rotations- und Beugungs-Luxationen der Halswirbel Gesagte. Die Prognose ist insofern etwas besser, als der Tod nicht die unmittelbare Folge der Verletzung sein wird. Gelingt jedoch die Einrenkung nicht, so treten infolge des Druckes auf das Rückenmark Degenerationen desselben ein, welche früher oder später doch den tödlichen Ausgang bedingen.

*Hirschberg**) beschreibt eine seitliche Luxation des 4. Lendenwirbels mit gleichzeitigem Bruch der Gelenkfortsätze. Das Rückenmark war trotz der starken bestehenden Verschiebung unverletzt. — Es ist in diesem Falle die seitliche Verschiebung wohl nur möglich gewesen, weil die Gelenkfortsätze auch abgebrochen waren.

---

§ 3. Verrenkungen des Sternums und der Rippen.

1. Luxation des Sternums.

Unter Verrenkungen des Brustbeines versteht man Verschiebungen der Teile desselben unter einander, und man hat in dieser Hinsicht Luxationen zwischen dem Manubrium und

---

*) Centralblatt für Chirurgie No. 36. 1890.

Corpus und Proc. xyphoideus beobachtet. Es sind äusserst seltene Vorkommnisse und eigentlich richtiger als Diastasen zu betrachten oder nach *Hueter* als dislocierte Fracturen, da es sich nur um Halbgelenke handelt.

Sie entstehen meist durch direkte Gewalten, welche das Manubrium von vorne treffen und nach hinten treiben, sodass das Corpus nach vorn verrenkt wird, oder das Corpus nach hinten drängen, während das Manubrium in seiner Lage bleibt. Nach *Rivington* können sie auch zu stande kommen bei starker Flexion und Extension der Wirbelsäule. Vermöge der grösseren Länge und Hebelkraft der unteren Rippen bewirken diese dabei ein weiteres Hervortreten des Corpus als des Manubrium. *Polaillon* beschreibt eine Luxation des Proc. xyphoideus nach vorn, welche während der Schwangerschaft durch direkten Druck des Leibes eingetreten war.

Die Symptome sind besonders durch die unterhalb der Haut sicht- und fühlbare Dislocation gekennzeichnet. Der betreffende Knochenvorsprung und die ihm entsprechende Einsenkung machen die Diagnose leicht. Die Prognose richtet sich hauptsächlich nach eventuell vorliegenden secundären Verletzungen der Brustorgane, und es ist ferner zu berücksichtigen, dass die Luxation habituell werden kann*). Auch wenn die Reposition nicht erfolgt, pflegen sich besondere Beschwerden nicht einzustellen. Die Einrichtung ist durch direkten Fingerdruck zu versuchen, und wenn sie nicht gelingt mittelst Aufhebens des dislocierten Teiles durch einen scharfen Haken zu erstreben.

2. Luxation der Rippen.

Lange Zeit wurde angezweifelt, ob Verrenkungen der Rippen gegen die Wirbel überhaupt eintreten könnten. So wurden

*) *Audic* beobachtete eine habituelle Luxation des Manubrium nach vorn, welche jedes Mal entstand, wenn sich der Patient ohne den Kopf zu unterstützen aus der liegenden Stellung erheben wollte.

sie z. B. von *Vidal* und *Boyer* geleugnet, *Hamilton* dagegen hält sie nach den von *B. Cooper*, *Webster* u. A. gemachten Beobachtungen für nachgewiesen, und zwar soll sich der Kopf der Rippen stets nach einwärts verschoben haben. Die Verrenkungen der Rippenknorpel gegen das Brustbein und untereinander sind dagegen sicher beobachtet. Ihre Entstehung verdanken sie einer direkten Gewalt. *Wolfenstein* reponierte mit Glück bei einem zweijährigen Knaben die durch einen Fall aus der Wiege gegen das Sternum luxierte vierte linke Rippe.

Die Reposition und Retention gelingt durch Druck auf die vorspringende Rippe mit folgendem circulärem Verbande um den Brustkasten. Oft ereignet es sich, dass man bei einer plötzlichen, unbedachten Drehung oder seitlichen Beugung des Thorax momentan einen heftigen, stechenden Schmerz in der Seite bekommt, der langsam weicht aber augenblicklich jede freie Bewegung hindert. Der Grund für diesen Schmerz liegt, wie ich glaube, in der Verschiebung (Subluxation) einer der falschen Rippen gegen die andere oder wenn er mehr nach der Wirbelsäule zu auftritt, in einer Distorsion des Körpers der Rippe an der Wirbelsäule. Erst nachdem man sich ganz allmählich wieder und unter nicht unbedeutenden Schmerzen in die aufrechte Stellung gebracht hat, lässt der Schmerz nach und die eben noch sehr empfindlich behinderte Respiration wird wieder frei.

---

§ 4. Verrenkungen des Schlüsselbeines.

Man unterscheidet Verrenkungen des sternalen und acromialen Endes, sowie vollständige und unvollständige.

Bei der vollständigen handelt es sich stets um mehr weniger ausgedehnte Zerreissung der Kapsel des Bandapparates und der nächstliegenden Muskelansätze, während bei den unvollständigen

Kapsel und Bänder nur zum Teil zerreissen oder auch nur stark gedehnt sind.

Wichtiger ist die Unterscheidung der Luxationen in solche am sternalen und solche am acromialen Ende.

1. Am sternalen Ende

beobachtet man:

a) Luxation nach vorn. Luxat. praesternalis.
b) Luxation nach oben. Luxat. suprasternalis.
c) Luxation nach hinten. Luxat. retrosternalis.

2. Am acromialen Ende

a) Luxation nach oben. Luxat. supraacromialis claviculae oder Luxat. infraclavicularis scapulae.
b) Luxation nach unten. Luxat. infraacromialis claviculae oder Luxat. supraclavicularis scapulae.

3. Gleichzeitig an beiden Enden.

Im allgemeinen sind die Luxationen der Clavicula nicht häufig, weil die einwirkenden Gewalten eher die Fractur dieses Knochens erzeugen. Von den genannten Arten kommt die des acromialen Endes öfter vor als die des sternalen. Die gleichzeitige Dislocation am acromialen und sternalen Ende ist die seltenste Form und neuerdings von *Lucas* in den Guy's Hosp. Rep. beschrieben.

1. Luxationen am sternalen Ende.

a) Luxation nach vorn.

Aetiologie. Es leuchtet von selbst ein, dass eine direkte Gewalt diese Luxation nicht erzeugen kann, weil das sternale Ende der Clavicula von hinten her nicht direkt getroffen werden kann. Sie entsteht daher stets auf indirektem Wege.

Mechanismus. Der Luxations-Mechanismus beruht auf einer Hebelwirkung und zwar soll die Clavicula dabei entweder in einen zweiarmigen *(Boyer)* oder in einen einarmigen Hebel *(Morel-Lavallé)* verwandelt werden. Die Kraft wirkt stets auf die vordere Schulterfläche der betreffenden Seite. Je weiter die Schulter und mit ihr das acromiale Ende der Clavicula nach hinten gedrängt wird, desto mehr geht das sternale Ende der Clavicula nach vorn, weil sich *(Boyer)* das Mittelstück gegen die erste Rippe stemmt und so ein zweiarmiger Hebel entsteht. Wirkt nun die Gewalt immer weiter, so zerreisst endlich die vordere Kapselwand der Articulatio sterno-clavicularis, das sternale Ende des Schlüsselbeines tritt hervor und wird nun durch die Musculatur (Pectoralis major) zu gleicher Zeit nach innen gedrängt.

Obgleich ich persönlich dem soeben geschilderten Mechanismus nicht beistimme, worauf ich noch zurückkomme, so habe ich ihn doch hier beschrieben, weil er die zur Zeit noch allgemein herrschende Ansicht wiedergiebt. — Ausser durch die genannte Hebelwirkung kann eine Luxation nach vorn auch durch die Einwirkung einer Gewalt entstehen, welche die nach hinten also in Abduction gestellte Schulter von hinten und aussen her trifft. Es kann durch eine derartige Gewalt das sternale Ende der Clavicula gegen die vordere Kapselwand so stark getrieben werden, dass dieselbe zerreisst und eine Luxation nach vorn die Folge ist.

b) Luxation nach oben.

Fig. 2.

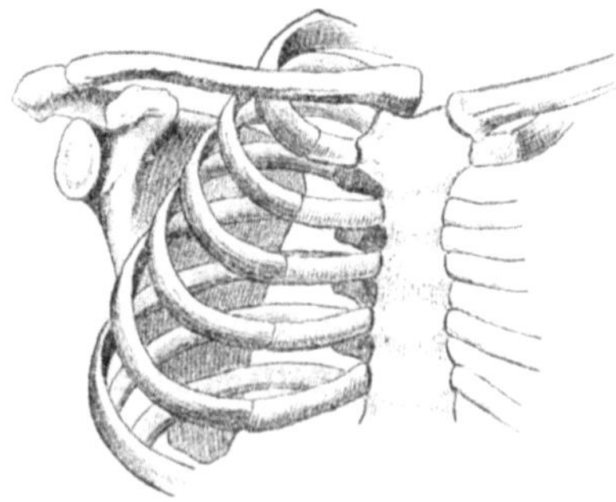

Lux. sternalis claviculae. (Nach *Hamilton.*)

Die Verrenkungen nach oben werden noch seltener angenommen. Sie sind früher z. B. von *Boyer* ganz geleugnet worden und auch wurde der ersten Rippe die Fähigkeit abgesprochen ein Hypomochlion für die Clavicula bei ihrer Verrenkung nach oben abgeben zu können.

Beide Annahmen sind jedoch falsch. Erstens sind Luxationen nach oben unzweifelhaft beobachtet worden, und zweitens kommen sie als primäre Stellungen nach meiner Ansicht viel häufiger vor, als man bisher geglaubt hat, ja ich scheue mich nicht zu behaupten, dass alle durch Hebelwirkung entstandenen Luxationen des sternalen Endes der Clavicula primär solche nach oben sind, und dass die zur Beobachtung kommende Luxatio praesternalis eine secundäre Stellung ist*).

Durch einen direkten Schlag oder Stoss von unten her kann die Luxation nicht entstehen, weil die erste Rippe dies verhindert. Wohl aber ist es möglich, dass eine Gewalt die nach unten gesunkene Schulter von ausser her trifft, dadurch das sternale Ende der Clavicula gegen resp. durch die obere Kapselwand hindurchtreibt und so die Luxation herbeiführt. Ich halte diesen Mechanismus für häufiger als den von *Hueter* beschriebenen, der die Ansicht ausspricht, dass sich bei der Adduction des Schultergürtels an der ersten Rippe ein Hypomochlion bildet, und „wenn das Acromion mit bedeutender Kraft nach unten gedrängt wird, so muss das Sternal-Ende der Clavicula nach oben abgehebelt werden". Dies muss doch erst dann der Fall sein, wenn die Clavicula auf die erste Rippe zu liegen kommt und dann noch weiter nach innen getrieben wird, ein Zustand, der nur ganz vereinzelt und in den seltensten Fällen gelten kann, wenn man die gegenseitige Lage der Clavicula und der ersten Rippe an ihren sternalen Enden bedeckt. Ja ich glaube sogar, dass wenn die erste Rippe nicht pathologisch weit an

---

*) Cfr. meine Arbeit: Zur Aetiologie der Luxationen des sternalen Endes des Schlüsselbeines. Centralbl. f. Chir. No. 4. 1885.

ihrer Ansatzstelle seitlich von dem sternalen Ende der Clavicula vorspringt, die Adduction der letzteren garnicht so weit möglich ist, dass sich zwischen ihr und der ersten Rippe ein Hypomochlion bilden kann.

c) Luxation nach hinten.

Auch sie ist nur sehr selten beobachtet und kann entstehen durch eine auf das sternale Ende der Clavicula von vorn einwirkende Gewalt, welche das Schlüsselbein direkt nach hinten treibt, oder auch durch einen heftigen Schlag, welcher die Schulter von hinten trifft, dieselbe weit nach vorn schleudert und so dem sternalen Ende der Clavicula die Möglichkeit giebt im entgegengesetzten Sinne, d. h. nach hinten auszuweichen. Ich halte diese letztere Entstehungsart jedoch für äusserst zweifelhaft, da bei diesen Drehungen des Schlüsselbeins der Drehpunkt sich nicht verschiebt, sondern stets im sternalen Ende liegen bleibt. Es ist daher garnicht einzusehen, warum die Verrenkung eintreten soll, da sich ein Hypomochlion nirgends findet.

Sir *A. Cooper* berichtet über eine Luxation nach hinten, welche infolge einer hochgradigen Verkrümmung der Wirbelsäule allmählich entstanden war.

Symptome. Bei den Luxationen nach oben und vorn wird die pathologische Hervorragung der Clavicula am Sternum das am meisten in die Augen fallende Symptom sein. Der untersuchende Finger fühlt den Knochenvorsprung, welcher den Bewegungen der Clavicula folgt und sich dadurch als mit ihr zusammenhängend documentiert. Durch direkten Druck und gleichzeitige Bewegung der Schulter nach hinten und oben wird es meist gelingen die pathologische Stellung aufzuheben; sie wird aber beim Nachlassen des Druckes sofort von selbst wieder entstehen.

Bei der vollständigen Luxation sind die genannten Symptome ausgeprägter als bei der unvollständigen.

Bei der Luxation nach hinten fühlt man eine Grube an

der Articulationsstelle und kann nachweisen, dass die Verlängerung der Längsaxe der Clavicula hinter das Gelenk fällt. Ist die Verschiebung eine hochgradige, so treten Schling- und Atembeschwerden ein, bedingt durch den Druck der Clavicula auf den Schlund und die Luftröhre.

Bei allen Luxationen des sternalen Endes hängt gewöhnlich der Arm am Körper schlaff herab, und die Schulter ist nach unten und innen abgewichen, weil ihr der Strebepfeiler genommen ist, der sie in normaler Entfernung vom Thorax hält. —

Die Diagnose ist meist leicht. Vor einer Verwechselung mit einem Knochentumor schützt die Anamnese.

Prognose. Die Prognose ist betreffs der Restitutio ad integrum ungünstig, aber selbst wenn die Luxation ganz uneingerichtet bleibt, ist für die spätere Function des Armes wenig zu fürchten, denn es wird das sternale Ende der Clavicula an der pathologischen Stelle durch straffes Bindegewebe allmählich so fest fixiert, dass die Bewegungen des Armes unter dem abnormen Zustande späterhin kaum leiden.

Nur bei der Luxation nach hinten kann die Prognose getrübt werden durch eine event. Erstickungs-Gefahr oder sehr erschwerte Nahrungs-Aufnahme, infolge des Druckes auf die Trachea und die Speiseröhre. Die Restitutio ad integrum gelingt jedoch in der Mehrzahl der Fälle nicht, weil es enorm schwer, oft unmöglich ist, die Clavicula in der reponierten Stellung zu erhalten.

Therapie. Die Einrichtung der Luxation wird stets leicht sein, wenn man direkten Druck auf den Knochenvorsprung mit den zweckentsprechenden Bewegungen der Schulter combiniert. Wegen der schweren Retention muss man sich oft mit einer teilweisen Reduktion begnügen, oft auch auf diese verzichten und den Arm bandagieren, während die Clavicula ihre pathologische Stellung beibehält*). Für die spätere Ge-

*) Zur besseren Retention sind Pelotten-Verbände mit Erfolg angewendet worden.

brauchsfähigkeit ist der qu. Vorsprung jedoch nicht von Bedeutung.

Bei den von Druckerscheinungen auf Oesophagus oder Trachea begleiteten Luxationen nach hinten kann eine Resektion des luxierten Endes nothwendig werden, wie sie auch in dem *A. Cooper*'schen Falle von *Davie* gemacht wurde.

Immer wird es nöthig sein den Arm der kranken Seite durch Bandagen zu fixieren, womit man auch bei einer Luxation nach oben oder vorn einen durch einen Wattebausch ausgeführten Druck gegen das luxierte Knochenende verbinden kann. Für die ersten 2—3 Wochen ist es zweckmässig den Arm mit Heftpflaster-Streifen*) an den Thorax zu fixieren, später wird eine Mitella triangularis genügen. In die Achselhöhle und die Hohlhand der kranken Seite sind Wattebäuschchen zu legen, um dem sonst rasch durch die Schweisssecretion hervorgerufenen und für die Kranken sehr lästigen Eczem vorzubeugen. Auch sind kalte Waschungen dieser Stellen zu empfehlen.

2. Luxationen am acromialen Ende.

Dieselben sind häufiger als jene am sternalen Ende und kommen als Luxatio supra- und infraacromialis zur Beobachtung.

Wenn man bei der Nomenclatur dieser Luxationen an der Regel festhalten will, welche in der allgemeinen Einleitung über die Richtung der Verrenkungen gegeben wurde, so darf man hier nicht immer von einer Luxation der Clavicula reden, sondern von einer Luxation der Scapula. Dies ist der Grund, weshalb diese beiden Verrenkungen auch mit Luxatio scapulae infra- und supraclavicularis bezeichnet worden sind. Trotzdem sind die ersteren Namen die gebräuchlicheren geblieben. Auch diese Luxationen können vollständige und unvollständige sein.

---

*) Es ist zu diesem Zwecke das hierselbst von Herrn Apotheker *Nolde* fabricierte auf Segeltuch gestrichene Heftpflaster sehr zu empfehlen.

a) Luxat. claviculae supraacromialis.
(L. scapulae infraclavicularis.)

Sie ist die am häufigsten beobachtete Form und entsteht durch direkte Gewalt z. B. durch einen heftigen Stoss oder Schlag, welcher das Acromion bei fixiertem Schlüsselbein von oben her trifft, es also an dem acromialen Ende der Clavicula nach unten vorbeitreibt. Es handelt sich also in der That um eine Verschiebung der Scapula und nicht der Clavicula. Das umgekehrte Verhältniss könnte nur eintreten, wenn bei fixierter Scapula das periphere Ende der Clavicula durch einen Schlag etc. von unten her getroffen und über das Acromion dislociert würde. Diese Wirkungsweise wird jedoch kaum eintreten, weil gerade die äussere Hälfte des Schlüsselbeins durch die Muskulatur und den Proc. coracoideus von unten her gegen äussere Gewalten vornehmlich geschützt ist.

b) Luxat. claviculae infraacromialis.
(L. scapulae supraclavicularis.)

Um der gegebenen Regel treu zu bleiben, habe ich auch hier die Bezeichnung „Luxatio scapulae“ beigefügt, obgleich hier meist die Clavicula der luxierte Knochen ist; denn die Verrenkung entsteht dadurch, dass eine direkte Gewalt bei fixierter Scapula die äussere Hälfte des Schlüsselbeins nach unten treibt. Es könnte jedoch auch theoretisch das umgekehrte Verhältniss der Verschiebung des Acromions nach oben gegen die fixierte Clavicula gedacht werden, wenn eine Gewalt von unten her durch Uebertragung vom Ellbogen oder bei steifem Arm von der Hand her gegen die untere Fläche des Acromions wirkt. In Wirklichkeit wird jedoch dieser Mechanismus weit eher andere Verletzungen hervorrufen.

Die Verrenkung ist sehr selten beobachtet.

S y m p t o m e. Die Symptome sind bei der L u x a t i o n a u f d a s A c r o m i o n deutlicher ausgesprochen als bei der unter dasselbe, weil letztere Verschiebung gewöhnlich nicht so hochgradig ist, denn sowohl das Caput humeri als auch der Proc. coracoideus lassen ein erhebliches Tiefertreten der Clavicula nicht zu.

Man sieht und fühlt bei der ersteren Form der Verrenkung die deutliche Hervorragung oberhalb des Acromions, welche den Bewegungen des Schlüsselbeins folgt. Der Arm hängt am Thorax herab, und Bewegungen, aktive wie passive, sind schmerzhaft.

Bei der zweiten Form fühlt man eine Vertiefung am inneren Rande des Acromions, dicht nach innen vom vorderen Winkel desselben. Es gelingt durch Druck auf die Clavicula und Bewegungen der Schulter nach hinten und oben resp. nach hinten und aussen leicht, die Difformitäten zu beseitigen, sie treten jedoch sofort von selbst wieder ein, wenn der Druck aufhört.

Diagnose. Die Diagnose für die Luxatio supraacrom. ist leicht, und es können Verwechselungen kaum vorkommen; es ist jedoch sehr anzuraten stets auch die gesunde Seite genau zu beobachten, da auch normal das acromiale Ende der Clavicula nicht selten weit über das Acromion hervorspringt. Bei fetten Individuen und starker Schwellung der Weichteile, wodurch die Palpation sehr erschwert wird, kann die Diagnose anfänglich unsicher sein, weil man dann die Verletzung nur nach dem äusseren Habitus beurteilen kann.

Prognose. Die Prognose ist schlecht für die Restitutio ad integrum. Eine nicht reponierte derartige Luxation schadet jedoch in Zukunft der Leistungsfähigkeit des Armes nicht wesentlich.

Therapie. Nachdem durch Druck auf die Clavicula und Verschiebung der Schulter nach hinten und aussen resp. oben die Luxation eingerichtet ist, muss der Arm für einige Zeit (ca. drei Wochen) mit Heftpflasterstreifen, später mit einer einfachen Mitella fixiert werden. Die Retention ist bei der Luxation auf das Acromion schwerer zu erreichen als bei der unter dasselbe. Deshalb wird es bei der ersten rationell sein, noch einen direkten Druck von oben her auf das luxierte Ende durch einen Wattebausch auszuüben und direkt über ihn den Pflasterstreifen zu legen*).

Als Luxation der ganzen Scapula bezeichnet *Boeing* (Berl. kl. W. 1882. 43) einen Fall, bei welchem durch eine direkte Gewalt, die hinter der Basis scapulae dextrae angriff, diese seitwärts von hinten her um den Brustkorb des mit dem Thorax fest angepressten Patienten herumgeschoben wurde.

3. Gleichzeitige Luxation an beiden Enden.

Die wenigen beobachteten Fälle der Verrenkung der Clavicula an beiden Enden lassen als Ursache einen schnellen heftigen Stoss gegen die hintere Fläche der Schulter erkennen, oder eine gleichzeitige Gewalteinwirkung von beiden Seiten resp. Einklemmung des Schultergürtels. An den bekannt gewordenen Fällen lag stets eine Verschiebung des acromialen Endes nach oben vor, während das sternale Ende teils nach vorn, teils nach hinten disloziert war.

Die Einrichtung gelingt durch Zug des Armes leicht und selbst wenn die Retention nicht vollständig möglich ist, wird doch die Gebrauchsfähigkeit des Armes später wieder eine gute.

---

§ 5. Verrenkungen im Schultergelenk. Luxatio humeri.

Sie sind die häufigsten Verrenkungen, welche am menschlichen Körper beobachtet werden, eine Folge: 1) der nach allen Seiten hin freien Beweglichkeit dieses Kugelgelenkes, 2) der Schlaffheit der Kapsel, 3) der geringen Berührungsfläche zwischen

*) Ueber die Art der Anlegung des Verbandes cfr. pag. 48.

Kopf und Pfanne. Auch hier hat man vollständige und unvollständige Luxationen unterschieden, was jedoch praktisch ohne Bedeutung ist. Durch die anatomischen Untersuchungen *Henke's* ist die Thatsache erwiesen, dass die sich direkt an das Gelenk inserierenden Mm. supraspinat. infraspinat., teres minor und subscapularis ausser den Zweck der Kapselverstärkung auch den haben die Kapsel zu spannen und vor einer Einklemmung zu schützen, welche bei ihrer grossen Schlaffheit leicht einmal eintreten könnte. Zur weiteren wesentlichen Verstärkung der Kapsel dient das vom lateralen Rande des Proc. coracoideus entspringende in die obere und hintere Kapselwand ausstrahlende Lig. coracocapsulare.

Nach der Richtung, in welcher sich der Oberarm-Kopf gegen die Cavitas glenoidalis hin verschiebt, teilt man die Luxationen ein in:

a) Lux. infraglenoidalis,
b) Lux. praeglenoidalis,
c) Lux. retroglenoidalis

und je nach der Stellung zu den umgebenden Knochenteilen unterscheidet man weiter:

sub a) Lux. infraglenoidalis:
- α) Lux. axillaris s. directa, mit der Unterart der Lux. erecta (an den unteren Pfannenrand);

sub b) Lux. praeglenoidalis:
- α) Lux. an den inneren Pfannenrand,
- β) Lux. subcoracoidea,
- γ) Lux. subclavicularis,
- δ) Lux. sternalis;

sub c) Lux. retroglenoidalis:
- α) Lux. subacromialis,
- β) Lux. infraspinata.

Von den genannten Formen sind die Luxationen nach unten und innen resp. vorn die häufigeren und unter diesen wieder die häufigste die Luxatio subcoracoidea. Wir betrachten deshalb die Verrenkungen nach unten und vorn zuerst.

Mechanismus. Der Mechanismus besteht in der weitaus grössten Mehrzahl der Fälle in einer Hebelwirkung, welche den Arm in einen zweiarmigen Hebel verwandelt. Dies geschieht durch Hyperelevation.

Denken wir uns den Arm bei fixierter Scapula über die horizontale Ebene hinaus gehoben, sodass also das Schulterblatt die weitere Bewegung nicht mehr mitmachen kann, so wird ein Moment eintreten, in welchem sich die Gegend der Tubercula humeri (am häufigsten das Tuberculum majus) an den Rand des Acromions anstemmt. Wird nun die Elevationsbewegung noch weiter getrieben, so muss sich an der Berührungsstelle ein Hypomochlion bilden, zu welchem der Humerus-Kopf als kurzer und der übrige Arm als langer Hebelarm gehören. Durch diese Hebelwirkung wird der Kopf stark an die vordere und innere Kapselwand angepresst, und da dies zugleich die dünnste Stelle der Kapsel ist, dieselbe dort zerreissen und der Durchtritt des Kopfes erfolgen. Er wird daher primär gewöhnlich am unteren inneren Pfannenrande stehen, die Verrenkung also als eine Lux. directa oder als Luxation auf den inneren Pfannenrand aufzufassen sein. Aus dieser primären Stellung entwickeln sich entweder sofort nach ihrem Entstehen durch die noch weiter wirkende Gewalt oder später durch das Herabfallen des Armes und durch Muskelzug die secundären Stellungen: die Lux. subcoracoidea, subclavicularis und sternalis, d. h. der Kopf weicht mehr weniger weit nach innen ab.

Gemäss der schwächsten Stelle der Kapsel, welche ihre untere Wand ist (*Hyrtl*) tritt auch dort am häufigsten der Riss ein und der Kopf aus. Jedoch auch einen anderen anatomischen Grund, den ich bisher nicht beachtet finde, halte ich dafür massgebend. Es wird nämlich bei dem angegebenen Mechanismus der in Rede stehende Teil der Kapsel der grössten Spannung unterworfen. Die bei senkrecht herabhängendem Arm unten und innen befindliche Duplicatur der Kapsel reicht nicht mehr aus, den über die physiologischen Grenzen hinausgehenden Bewegungen des Kopfes zu folgen, und es reisst infolge dessen an dieser Stelle der stärksten Spannung die Kapsel natürlich eher durch als an einem weniger gespannten Teil. Bei herabhängendem Arm nämlich steigt die Kapsel *(Henle)*, aus dem unteren Rande des Gelenkknorpels des Kopfes hervorgehend bis zur Gegend des oberen Randes des Musculus teres major herab, um hier umzubiegen und zum Rande der Pfanne wieder aufzusteigen, legt also diese Strecke doppelt zurück. Wird der Arm erhoben, so gleicht sich diese Duplicatur aus. Geschieht die Hebung aber bei fixierter Scapula in abnormer Weise, wie es vor dem Eintreten der Luxation der Fall ist, so tritt naturgemäss an den genannten Insertionspunkten der Kapsel, d. h. entweder am unteren inneren Rande des Kopfes oder der Pfanne die stärkste Spannung, also auch am ehesten der Riss ein.

Also Schwäche der Kapsel und stärkster Spannungsgrad prädisponieren bei allen durch Hebelwirkung hervorgebrachten Luxationen nach vorn zum Austritt des Kopfes durch den unteren Kapselteil, zwischen dem langen Kopf des Triceps und dem Musculus subscapularis.

Ausser durch den Hebel-Mechanismus können die in Rede stehenden Luxationen jedoch auch durch directe Gewalten hervorgebracht werden, welche von hinten resp. hinten und aussen gegen den Kopf wirken und diesen direkt durch die schwache Kapselstelle nach vorn resp. vorn und innen treiben. Hierdurch kann, wenn eine sehr erhebliche Kraft einwirkte, auch primär eine Luxatio subcoracoidea entstehen, wenn nämlich die Gewalt so gross war, dass sie den Kopf sofort nach Verlassen der Pfanne bis unter den Proc. coracoideus trieb. In der Mehrzahl sind jedoch ausser der Luxation an den unteren und inneren Pfannenrand alle übrigen Stellungen secundäre, veranlasst teils durch Muskelzug, teils durch die Schwere des aus der hyperelevierten

Stellung herabfallenden Armes, teils durch weitere auf die luxierende folgende Gewalten.

Drittens können Luxationen nach vorn hervorgerufen werden durch Gewalten, welche den Ellbogen des abducierten Armes von unten und aussen her treffen, seltener durch solche, welche von der Hand des ausgestreckten und abducierten Armes her wirken, also ein Fall auf den Ellbogen oder die Hand, wobei auch der Humerus-Kopf, als ob er direkt getroffen würde, durch die Kapsel hindurchgetrieben wird.

Fig. 3.

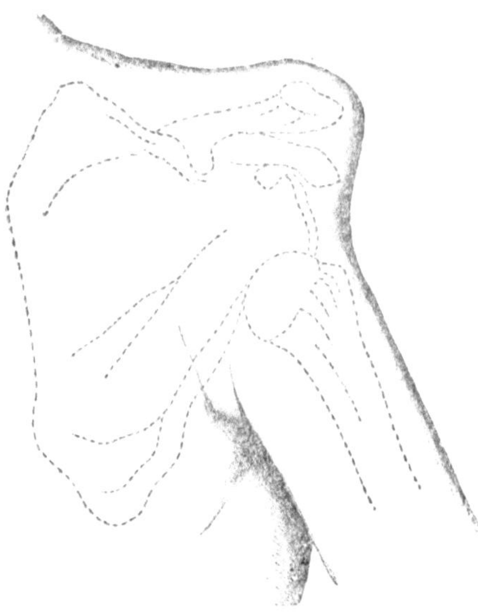

Lux. axillaris.

Symptome. Luxatio directa s. axillaris. Der Schulterkopf steht am unteren Pfannenrand und ist von der Achselhöhle aus deutlich fühlbar, indem man Daumen und Zeigefinger der linken Hand hoch in die Achselhöhle führt, er folgt den Bewegungen des Armes, welcher am Körper in geringer Abductions-Stellung herabhängt und verlängert erscheint. Die normale Convexität der Schulter ist verschwunden und an ihre Stelle ist eine Abflachung, oft sogar Concavität dicht unterhalb des Acromions getreten. Bei tiefen Eindrücken auf den M. deltoideus constatiert man das Fehlen der knöchernen Unterlage. Der Patient vermag im Schultergelenk keine oder doch nur sehr geringe Bewegungen mit Schmerzen auszuführen.

Eine zuerst von *Middeldorpf* gemachte Beobachtung ist die von ihm als Luxatio erecta beschriebene Unterart der Luxatio directa. Die Symptome sind zum Teil dieselben, nur hat der Arm die elevierte Stellung, welche er im Moment der Entstehung der Luxation einnahm, beibehalten. Der Arm des Patienten liegt über seinem Kopf, sodass sich die Radial-Seite des Vorderarms auf denselben stützt.

Als Paradigma für alle Luxationen nach vorn und innen können wir die Luxatio subcoracoidea betrachten.

Fig. 4.

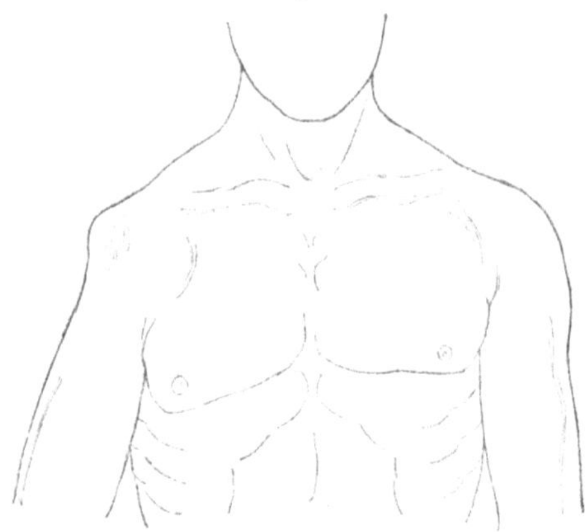

Lux. subcoracoidea.

Der Kopf wird dabei besonders durch Spannung der Kapsel und des Lig. coraco-humerale*) in seiner pathologischen

*) L. coraco-capsulare (*Barkow*). L. suspensorium humeri.

Stellung fixiert. Die vom Schulterblatt nach dem Tub. majus ziehenden Auswärtsroller supra-infra-spinatus und teres minor liegen stark gespannt oder auch mehr weniger zerrissen über der leeren Gelenkpfanne, oder haben, wenn sie intakt geblieben sind, eine Rissfraktur des Tub. majus erzeugt.

Nur dadurch, dass bei den anderen Verrenkungen nach vorn und innen der Kopf weiter nach der Mittellinie des Körpers tritt, so bei der Luxatio subclavicularis bis unter die Mitte der Clavicula, bei der Luxatio sternalis bis an den Rand des Sternums, verändern sich die Symptome (cfr. pag. 45).

Fig. 5.

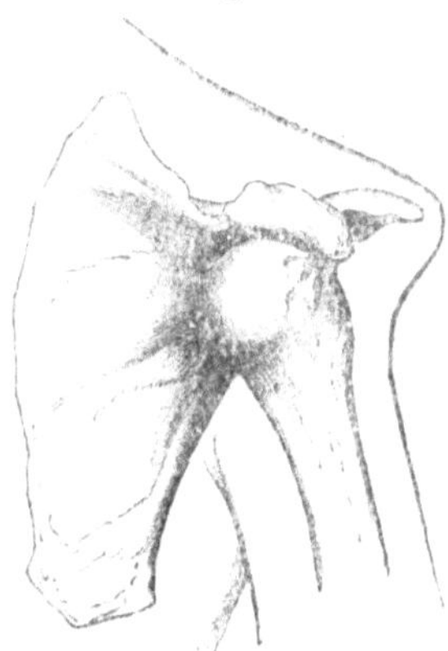

Lux. subcoracoidea.

Wer sich geübt hat die äusseren Formen des normalen menschlichen Körpers genau zu studieren, dem wird diese Kenntniss bei Beurteilung der pathologischen Veränderungen am Skelett die wesentlichste Hilfe leisten; und so ist dies ganz besonders hier der Fall, wo absolut charakteristische Zeichen schon äusserlich nur durch das Auge wahrnehmbar sind.

Der luxierte Arm steht abduciert, sodass die nach oben verlängerte Längsaxe des Humerus nach innen vom Gelenk fällt, der Arm hängt entweder in dieser Stellung am Körper herab, während die kranke Schulter gesenkt und der Kopf nach der kranken Seite geneigt ist, oder er ist im Ellbogengelenk flektiert und der Vorderarm wird von der Hand der gesunden Seite gehalten. Die normale Schulterwölbung ist auch hier wie bei der Lux. directa abgeflacht, der seitliche Rand des Acromions springt deutlich hervor und dicht unter demselben sieht man eine seichte Concavität der bedeckenden Weichteile. Bei nicht zu fetten Individuen bemerkt man ferner eine flach kugelige Hervorwölbung unter dem Proc. coracoideus. Zu diesen stets mehr weniger deutlich durch das Auge wahrnehmbaren Symptomen gesellen sich noch andere durch die manuelle Untersuchung nachzuweisende. Vor Allem das Fühlen des Kopfes an der falschen Stelle von der Achselhöhle aus und die Unmöglichkeit ausgiebiger passiver Bewegungen, die selbst in der geringsten Ausdehnung gewöhnlich sehr schmerzhaft sein werden. Jedoch können bezüglich der Schmerzhaftigkeit grosse Unterschiede je nach der Empfindlichkeit des Individuums obwalten. Aktive Bewegungen sind in der Regel garnicht ausführbar und das vermeintliche aktive Aufheben des Armes geschieht stets zusammen mit der Scapula. Ellbogen- und Handgelenk dagegen sind frei beweglich.

Je weiter der Kopf, wie bei der Luxatio subclavicularis und sternalis nach innen getreten ist, um so deutlicher ist er unter der Haut fühl- und sichtbar und um so hochgradiger wird die Abduction des Armes sein.

Es liegt auf der Hand, dass bei allen Verrenkungen nach unten oder nach unten und vorn die Nähe der grossen Gefässe und Nerven gefahrdrohend werden kann infolge des Druckes, den der Kopf auf diese Teile ausübt.

Währt diese Compression nicht lange, so ist sie gewöhnlich, wenn schon nicht immer, ohne üble Folgen; verbleibt aber der Gelenkkopf längere Zeit in der luxierten Stellung, so können Lähmungen und brandige Prozesse an der Extremität auftreten, Nachkrankheiten, welche auf jeden Fall verhütet werden müssen eventuell durch Resection des Kopfes, wenn es sich um eine veraltete Luxation handelt, welche durch die anderen Methoden nicht mehr reponiert werden konnte. In Betreff dieser möglichen Lähmungen gebe ich bezüglich der Prognose den dringenden praktischen Rat, sich immer gleich anfangs genau davon zu überzeugen, ob Anomalien in der Nerven-Leitung bestehen und wenn solche vorhanden sind, dies dem Patienten sofort mitzuteilen.

Die Diagnose lässt sich in der Mehrzahl der Fälle aus den Symptomen ohne Anwendung der Narcose stellen. Letztere kann jedoch nötig werden, wenn es sich um sehr fettleibige Patienten handelt, und die äusserlich sichtbaren Zeichen nur sehr undeutlich ausgesprochen sind. Es kann aber auch die Luxation vergesellschaftet sein mit einer Fractur.

Eine Verwechselung mit einem losen Bruch des Humerus im chirurgischen Halse oder mit einer Fractura colli scapulae ist möglich. Bei beiden ist die Schulter gesenkt und kann dadurch abgeflacht erscheinen, und die Einbiegung, welche bei der Luxation an der Insertionsstelle des Musculus deltoideus wahrgenommen wird, kann leicht im ersten Augenblick eine Fractura humeri vortäuschen. Genauere Untersuchung event. in der Narcose wird jedoch vor Irrtum schützen und ferner der Umstand, dass es durch richtige Manipulationen gelingen muss eine frische Verrenkung einzurichten, wonach der normale Zustand wiederhergestellt ist und bleibt; bei einer der in Frage kommenden Fracturen aber wird die Difformität sofort wieder eintreten, wenn der Operateur seine stützenden Hände entfernt, es sei denn, dass es sich um die Absprengung eines Tuberculum oder eines Stückes des Pfannenrandes handelt, die unter Umständen unerkannt bleiben kann. Für die differentielle Diagnose ist ferner die Art, in welcher die passiven Bewegungen ausführbar sind, von Belang: bei der Luxation nur mit Ueberwindung eines elastischen Widerstandes, bei der Fractur jedoch leicht, ohne diesen Widerstand.

Die Prognose wird getrübt durch die relativ häufigen Recidive. Sie lassen sich durch eine sorgsame Nachbehandlung besonders während des Wiederbeginnes der Bewegungen sehr wesentlich vermindern, nicht ganz jedoch beseitigen, weil ein Teil derselben eine Folge der an und für sich weiten und schlaffen Kapsel ist. Diese Recidive sind für den Kranken im höchsten Grade lästig, weil ganz geringe, kaum sehr ausgiebige Bewegungen dann zum Wiedereintritt des Luxation genügen. Hinsichtlich eventueller durch die Stellung des Kopfes bedingter Lähmungen in prognostischer Beziehung cfr. pag. 44.

Die Reposition kann nach verschiedenen Methoden vorgenommen werden. Sie erstreben alle Annäherung des Kopfes an die Pfanne und Erschlaffung der gespannten Kapselteile resp. des Lig. coraco-humerale und der hinteren Kapselmuskeln. Der Patient befindet sich während der Reposition am besten in sitzender Stellung auf einem festen Stuhle gut fixiert.

1. Die Elevations-Methode.

(Gewöhnlich die nach *Mothe* benannte.)

Sie verfolgt den Weg, der zur Luxation führte, in umgekehrter Richtung. Während ein Assistent mittelst eines über die Schulter gelegten Handtuches die Scapula durch Zug nach unten fixiert, bringt der Operateur den Arm in die hyperelevierte Stellung. Zu gleicher Zeit drängt er entweder selbst oder ein Assistent den luxierten Kopf gegen die Pfanne und lässt dann den Arm in adducierter Stellung herabsinken. Dabei gleitet der Kopf mit hörbarem Geräusch in die Pfanne. Dasselbe, was man durch den direkten Druck auf den Kopf von unten her erreicht, ihn nämlich der Pfanne zu nähern, kann man auch erlangen, wenn man mit der Elevation zugleich eine Extension wirken lässt.

2. Die Rotations-Methode.

(Auch die nach *Schinzinger* benannte.)

Sie ist bei frischen Luxationen an den inneren Pfannenrand oder unter den Proc. coracoideus als die schonendste sehr zu empfehlen und lässt sich dann oft auch ohne Narcose ausführen. Bei der Einrichtung der genannten Formen der Verrenkung braucht man selbst ohne Narcose nur eine sehr geringe Gewalt anzuwenden. Wenn man mit der nötigen Vorsicht verfährt und nicht eigensinnig auf der Reposition durch Rotation beharrt, lässt sich eine Fractur sehr wohl vermeiden.

Der Arm wird im Ellbogengelenk rechtwinklig flektiert und an dem sitzenden und auf einem festen Stuhle gut fixierten

Patienten im Schultergelenk in Adduction gehalten. Während man mit der rechten Hand das Ellbogengelenk umfasst und fixiert, führt die linke Hand mit dem Vorderarm eine rotierende Bewegung um den fixierten Ellbogen nach aussen hin aus. Dadurch wird der Kopf über den inneren Pfannenrand herübergerollt, und wenn man nun rasch eine Rotation nach innen folgen lässt, gleitet der Kopf leicht in die Cavitas glenoidea. In einer Reihe von derartigen Verrenkungen ist mir die Einrichtung durch Rotation auch gelungen, wenn ich anfänglich den Arm nicht adduciert, sondern im Schultergelenk fast horizontal abduciert und in Extension hielt.

In einer ganzen Anzahl von Fällen wird man finden, dass die Rotation garnicht so sehr weit forciert zu werden braucht, dass die Gefahr einer Fractura humeri nahe läge.

3. Die Extensions-Methode.

(Auch die nach *Cooper* benannte.)

Man extendiert den Arm bei fixierter Scapula in horizontaler oder in elevierter resp. hyperelevierter Richtung und hebelt den Kopf entweder über die in die Achselhöhle gelegte Faust oder über das dort festgestemmte Knie oder über den Fuss in die Pfanne, während man den Arm bei gleichzeitiger Adduction herabsinken lässt. Steht der Kopf am inneren Pfannenrand noch ganz dicht am Kapselriss, so kann auch ein einfacher Zug in der Richtung des luxierten Armes zur Reposition genügen.

Die von *Hueter* in seinem Lehrbuch der Chirurgie noch angeführten Repositions-Verfahren von *Simon* und *Kocher* sind Combinierungen der Methoden *Mothe's* und *Schinzinger's*.

Simon legt den Kranken auf den Fussboden und hebt den Arm nach oben, sich selbst auf einen Stuhl stellend und so die Elevation resp. Hyperelevation mit Extension durch die eigene Schwere des Patienten ausführend (Pendel-Methode). *Kocher* rät bei der Lux. axillaris den Arm in der *Schinzinger*'schen Stellung horizontal zu erheben und zu beugen, um den hinteren

Schenkel des Ligamentum coraco-humerale zu erschlaffen, dann auswärts zu rotieren und schliesslich zu adducieren. Bei der Lux. subcoracoidea, bei welcher besonders der vordere Schenkel des genannten Bandes gespannt ist, soll dagegen zuerst Rotation nach Aussen bei herabhängendem Arm gemacht werden wodurch der Kopf der Pfanne genähert wird, dann Elevation, Rotation nach Innen und Adduction.

Das von *Kocher* besonders empfohlene Verfahren eignet sich nach neueren Untersuchungen dieses Autors auch vor Allem gut zur Einrichtung veralteter Luxationen, da es sich hierbei meistens um eine L. subcoracoidea handelt. Die Irreponibilität ist meist bedingt durch Verwachsungen zwischen Pfannenrand und anatomischem Halse; sie verengern also den Kapselriss, verkleinern das Lumen der Kapsel und löthen den Kopf an den vorderen Pfannenrand fest. *Kocher* legt einen besonderen Wert auf das Lig. coraco-humerale, das hier dieselbe Rolle spielt wie das Lig. ileo-femorale (Lig. Y-Bigelow) bei den Luxationen des Oberschenkel-Kopfes.

Wie ich bei Besprechung der Rotations-Methode schon angab, erhebe ich häufig auch gleich anfangs den Arm fast horizontal, bringe ihn so in Abductions-Stellung, erschlaffe dadurch das Lig. coraco-capsulare und füge dann erst die langsame Rotation nach aussen hinzu. Die Grösse der dabei etwa notwendigen Extension richtet sich nach der Entfernung des Kopfes vom inneren Pfannenrand.

Hauptsache bei der Reposition ist und bleibt eine ganz genaue Diagnose und die Sicherheit sich stets bewusst zu sein, wo der Kopf steht. Dann wird man auch den Weg finden, auf welchem er in die Pfanne zurückzuführen ist. Gelingt es nicht auf dem einen, so vielleicht auf dem anderen oder durch Combinierung zweier — und doch ist man deshalb nicht im Entferntesten berechtigt, gleich als Erfinder einer neuen Methode zu gelten.

Arbeitet man mit den drei Grundtypen — Extension, Elevation, Rotation — entweder allein oder combiniert, so wird keine frische Luxation unreponiert, aber viel Unglück erspart bleiben. Bezüglich der für jeden einzelnen Fall am besten passenden Repositions - Methode lassen sich allgemeine Regeln natürlich nicht geben. Steht der Kopf noch dicht an der Pfanne, so wird man zuerst einfache Extension anwenden und schon dadurch manchmal zum Ziele gelangen, steht er entfernter und ist mehr weniger erheblich rotiert, so wird der Zug mit Rotation, Abduction oder Elevation zu verbinden sein.

Nachbehandlung. Am zweckmässigsten eignen sich zum Verband auch hier wieder die auf Segeltuch gestrichenen Heftpflaster-Streifen. Es genügt in der Mehrzahl der Fälle für den Erwachsenen ein Streifen, welcher ein Meter lang und etwa 10—12 cm breit sein muss. Nachdem eine dünne Lage Watte unter die Achselhöhle der kranken Seite gelegt, wird der Oberarm in adducierter Stellung dicht an den Thorax angelegt, das Ellbogengelenk spitzwinklig flektiert, sodass die Fingerspitzen etwa auf die Clavicula der gesunden Seite zu liegen kommen. Die Hohlhand wird gleichfalls mit Watte ausgefüllt. Während der Arm in dieser Stellung gehalten wird, legt man den Heftpflaster-Streifen in folgender Weise um: Man beginnt im Sulcus bicipitis des kranken Armes, geht über die Aussenseite des Oberarmes nach dem Ellbogengelenk zu, es selbst jedoch ganz frei lassend, gelangt dann über die volare und ulnare Fläche des Vorderarms und über den Handrücken zur gesunden Schulter und befestigt den Streifen auf der ganzen Scapula dieser Seite. Beim Umlegen um das Ellbogengelenk ist besonders darauf zu achten, dass der Epicondylus internus frei bleibt, und der untere Rand des Streifens nicht an die Stelle zu liegen kommt, wo sich der Nerv. radialis um den Humerus herumschlägt, damit nicht eine Druckparese dieses Nerven entsteht. Das überall glatte Anliegen des Streifens kann man durch einige kleine seitliche Einschnitte leicht ermöglichen. Ein zweiter gleicher Streifen ist nur bei unruhigen Patienten notwendig. Er verläuft circulär um den Arm und Thorax, denselben aber nicht vollständig umschliessend. Einige Nessel- oder Flanell-Binden befestigen das Ganze. Der Heftpflasterverband kann und darf während der ganzen Heilungsdauer liegen bleiben. Er erzeugt weder Eczem noch Jucken selbst bei zarter Haut kleiner Kinder.

Nach ca. 2 Wochen wird der Verband entfernt und mit passiven Bewegungen begonnen, jedoch die Abduction nicht über die Horizontale. Active Bewegungen dürfen anfänglich auch nur nach vorn ausgeführt werden, damit die frische Narbe des Kapselrisses nicht gedehnt werde und so zu einem Recidiv Veranlassung gebe. Es wird sich daher empfehlen den Arm noch für weitere 8 bis 14 Tage in einer Mitella tragen zu lassen, sodass die ganze Heilungsdauer, d. h. bis zur freien Gebrauchsfähigkeit bei jüngeren, regenerationskräftigeren Individuen etwa drei bis vier Wochen, bei älteren vier bis fünf Wochen in Anspruch nehmen wird.

Ich möchte hier ganz im Allgemeinen darauf hinweisen, dass es mir in praxi stets richtiger erschienen ist, die Heilungsdauer gerade bei den in Rede stehenden Verletzungen eher zu lang als zu kurz vorherzusagen. Wenn wir z. B. bei einer Schulter-Luxation dem Kranken, dessen erste Frage doch stets nach der Dauer des Leidens überhaupt ist, antworten, es währe ca. 14 Tage, obgleich wir sehr wohl wissen, dass der Kranke durch seine Frage die Zeit erfahren will, welche bis zur vollständigen Gebrauchsfähigkeit des Armes verstreichen wird, so ist dies nach meiner Ansicht falsch. Die Spur von Trost, die dem Patienten aus der Angabe der kürzesten Zeitdauer erwächst, geht bald verloren und macht einer sich täglich steigernden Unruhe Platz, wenn er sieht, dass nach 14 Tagen eben erst die vorsichtigsten, passiven Bewegungen vom Arzte ausgeführt werden. Ich rate daher aus Erfahrung stets die längste vermutliche Dauer anzugeben; denn so oft ich die kürzeste nannte, ebenso oft hat's länger gedauert. Es ist beim Laien so wie so der falsche Glaube verbreitet, dass eine Verrenkung lange nicht so schlimm sei, wie z. B. ein Bruch und dass die Heilung der ersteren viel schneller von Statten gehen muss.

Anhangsweise und der Vollständigkeit wegen erwähne ich noch die Luxatio supracoracoidea, welche bis jetzt nur von *Malgaigne* in zwei Fällen und *Busch* beobachtet wurde. Letzterer vertritt die Ansicht, dass diese Luxation nur mit gleichzeitiger Fractur des Proc. coracoideus möglich ist *(Hueter)*. *Malgaigne**) sah einen von ihm genauer mitgeteilten Fall erst $2^1/_2$ Monate nach der stattgehabten Verletzung. Die Reposition gelang nicht mehr.

c) Luxation nach hinten.

Vorkommen und Mechanismus. Die Verrenkungen nach hinten sind wegen der Stärke der hinteren Kapselwand die sehr viel selteneren. Sie kommen meist durch eine direkte Gewalt zu Stande, welche entweder direkt auf den Kopf von vorn her einwirkt, oder indirekt durch Fall auf den Ellbogen, während der Arm nach vorn und in Abduction gehalten wurde. Der Kopf wird dann gegen die hintere oder hintere und innere Kapselwand getrieben, durchreisst dieselbe jenseits der Triceps-Insertion und tritt dann entweder dicht hinter den hinteren Pfannenrand unter die Wurzel des Acromions (Luxatio subacromialis) oder noch weiter nach der Scapula hin in die Fossa infraspinata. Wenn bei starker Adduction der Arm hypereleviert wird, so kann auch dadurch eine Luxation zu Stande kommen, weil dabei der Kopf stark gegen die äussere Kapselwand gedrängt wird, diese zerreisst und beim Senken des Armes in die Fossa infrasp. tritt.

Symptome. Zu den allgemeinen Symptomen gesellen sich einmal das Fühlen des Kopfes an der falschen Stelle und die Hervorwölbung der Weichteile durch denselben, besonders bei der Luxatio infraspinata. Der Arm steht in geringer Adduction

*) *Malgaigne*: Traité des fractures et des luxations. Tome II, pag. 530. Paris 1855.

und durch den Zug des Teres major etwas nach innen rotiert. Die normale durch den Deltoideus und den unter ihm liegenden Kopf bedingte Wölbung der Schulter ist abgeflacht. Ferner ist stets ein deutliches Hervortreten der Proc. coracoid. deshalb bemerkbar, weil die vor dem Gelenk liegenden Weichteile stark gespannt und nach hinten verzogen sind.

Diagnose. Bei Stellung der Diagnose wird es sich mit darum handeln, zu constatieren, ob zugleich ein Bruch des Acromions vorliegt. Derselbe kann durch den Stoss von unten her mit verursacht sein und ist für die Heilung und spätere Gebrauchsfähigkeit von grosser Wichtigkeit. Er wird sich documentieren durch abnorme Beweglichkeit des Acromions. Auch sind von *Jössel (Hueter)* zwei Fälle von Luxatio infraspinata mit gleichzeitiger Absprengung des Tuberculum minus beobachtet worden.

Therapie und Nachbehandlung. Die Reposition gelingt meist leicht durch Zug am erhobenen Arm nach der Pfanne hin mit folgender Adduction des Armes, der man eventuell noch einen direkten Druck auf den Kopf von hinten her oder eine Rotation nach innen hinzufügen muss. Die Nachbehandlung erfordert gleichfalls unter Ruhigstellung des Armes die Anlegung von Heftpflaster-Streifen.

Auch doppelseitige Verrenkungen im Schultergelenk sind beobachtet worden. *(Zenker, Gueterbock.)*

---

§ 6. Verrenkungen im Ellbogen-Gelenk. Luxatio cubiti. Luxatio antebrachii.

Unter den Verrenkungen im Ellbogengelenk versteht man diejenigen vollständigen oder unvollständigen Verschiebungen, welche die Vorderarmknochen gegen den Humerus eingehen können, obgleich wir bei der näheren Besprechung der einzelnen Luxationsformen sehen werden, dass es in der Regel nicht die

Vorderarmknochen sind, welche sich gegen den Humerus verschieben, sondern dass der umgekehrte Fall eintritt.

Sie kommen in allen Lebensaltern vor und sind nicht seltene Verletzungen.

Nach der Stellung, welche die Vorderarmknochen oder einer derselben nach der Luxation gegen den Humerus einnehmen, werden diese Verletzungen eingeteilt.

A. Verrenkungen beider Vorderarmknochen:

1. nach hinten, Luxatio antebrachii posterior,
2. nach vorn, Luxatio antebrachii anterior,
3. seitlich, Luxatio antebrachii lateralis,
4. divergierend, Luxatio antebrachii divergens.

B. Verrenkung eines Vorderarmknochens:

1. der Ulna, Luxatio ulnae,
2. des Radius, Luxatio radii.

Unter den zuerst zu besprechenden Luxationen beider Vorderarmknochen nimmt bezüglich ihrer Häufigkeit die Verrenkung nach hinten die erste Stelle ein.

A. 1. Luxatio antebrachii posterior.

Mechanismus. Der Mechanismus ihres Entstehens beruht in den meisten Fällen auf einer Hebelwirkung bei Hyperextensionsstellung des Ellbogengelenkes. Wenn nämlich das Ellbogengelenk, wie z. B. bei einem Falle auf die Hand bei ausgestrecktem Arm, hyperextendiert wird, so stemmt sich die Spitze des Olecranons an die obere Grenze der Fossa intercondylica posterior. Wird nun die Extension weiter getrieben, so bildet sich an dieser Stelle ein Hypomochlion, über welches der Vorderarm nach hinten herübergehebelt wird. Daraus resultiert eine sehr starke Spannung der ganzen vorderen Kapselwand und schliessliches Abreissen derselben, während zugleich der Humerus von oben her sich infolge der Gewalt des Falles und einer Hebelwirkung seinerseits über die Spitze des Olecranon mächtig gegen den vorderen Kapselteil anstemmt. Durch diese beiden

Einwirkungen reisst gewöhnlich die Kapsel vorn in ihrer ganzen Ausdehnung ab, sodass nun die Condylen frei auf die vordere Fläche der Ulna und des Radius treten können, wodurch die Luxation zu Stande gebracht ist.

Es unterliegt keinem Zweifel, dass meistens die Verrenkung in der geschilderten Weise entsteht, d. h. dass der Humerus der eigentlich verrenkte also aktive Teil ist, und dass erst secundär dadurch, dass derselbe vor die Vorderarmknochen tritt, diese naturgemäss gegen ihn nach hinten luxiert sein müssen.

Nach einer von mir gemachten Beobachtung glaube ich, dass auch Hyperflexion ohne gleichzeitige Fractur des Proc. coronoideus ulnae zu einer Luxation beider Vorderarmknochen nach hinten führen kann und ich habe deshalb den betreffenden Fall in der Anmerkung genauer beschrieben*).

Wenn man am Skelett eine Hyperflexion im Ellbogengelenk darstellt, so stemmt sich gegen die Fossa intercondylica anterior die Spitze des Proc. coronoideus an, und die Gelenkfläche der Ulna wird dadurch von der des Humerus abgehebelt und zwar um so mehr, je länger der Proc. coronoideus und je flacher die Fossa intercondylica ist. Beide Gelenkflächen berühren sich dann an keinem Punkte mehr. Wirkt nun in dieser Gelenkstellung von der Hand her eine heftige Gewalt ein, so halte

*) Der Patient befand sich in einem engen Bergwerksschacht und war mit Ausstemmen von Steinmassen beschäftigt. Während dieser Arbeit lösten sich über ihm befindliche Geschiebe los, fielen herab und quetschten ihn zusammen, sodass er auch den linken Arm, mit dem er den Meissel hielt, nicht mehr strecken konnte, sondern dieser ihm in spitzwinkliger Beugung zwischen die Steinwand und die heruntergefallenen Massen gepresst wurde. Der Kranke wurde bald aus seiner misslichen Lage befreit, und als ich ihn ca. eine Stunde darauf sah, erzählte er mir die oben angegebene Anamnese. Ausser einigen unerheblichen Contusionen und Hautabschilferungen am Kopf und im Gesicht fand ich links eine Luxation beider Vorderarmknochen nach hinten. Der Arm war gestreckt, die Reposition gelang leicht durch Hyperextension und Zug am Vorderarm. Die Heilung erfolgte ohne Bewegungsstörung, sodass ich eine gleichzeitige Fractur des Proc coronoideus ulnae als ausgeschlossen erachte.

ich es für wohl möglich, dass durch dieselbe das Gelenkende des Vorderarmes an dem des Humerus vorbeigetrieben, also die hintere Kapselwand durchrissen wird, und bei der Streckung des Armes eine primäre Luxation des Vorderarmes nach hinten zu Stande kommt. A priori erscheint es sehr wahrscheinlich, dass dabei stets ein Bruch des Proc. coronoideus eintreten wird.

Fig. 6.

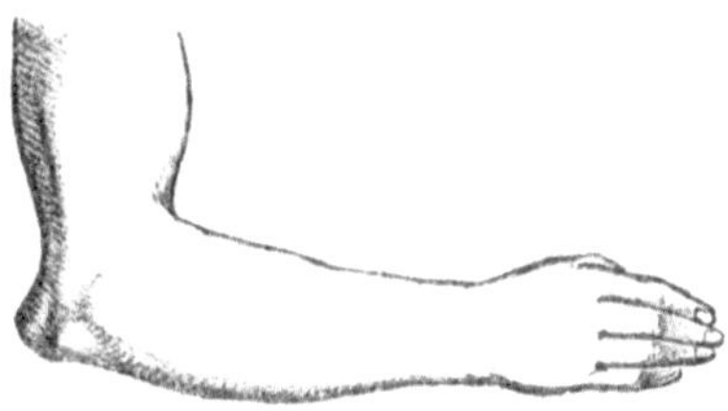

Lux. antebrachii posterior.

Fig. 7.

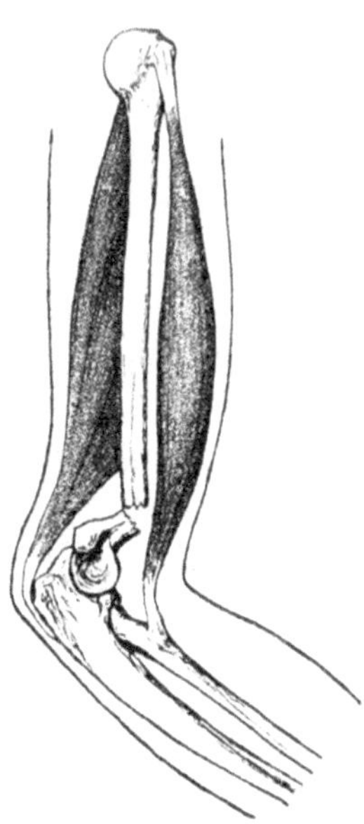

Fract. humeri.

Fig. 8.

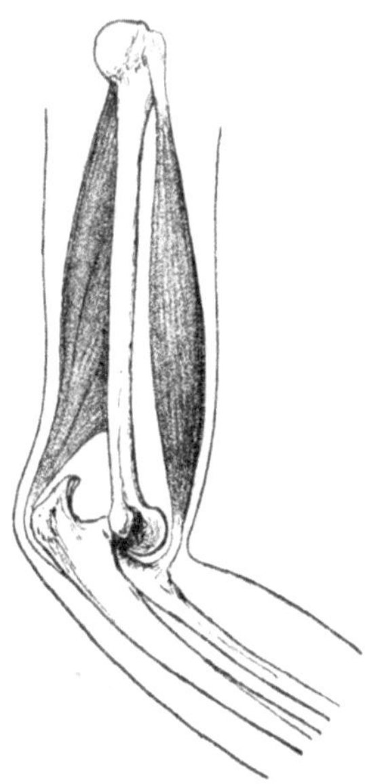

Luxatio cubiti.

Symptome. Die Symptome sind im Allgemeinen klar hervortretend. Man fühlt an der hinteren Fläche des Oberarms herabgleitend deutlich den durch das Olecranon und Capitulum radii bedingten Vorsprung, kann auch bei nicht zu starker Schwellung und Spannung der Weichteile die tellerförmige Grube auf dem Capitulum radii deutlich palpieren. An der vorderen Fläche des Humerus hinabgleitend gewahrt man unter der Rotula eine Einsenkung, von der aus es wenigstens in der Nacrose stets gelingt, das runde walzenförmige Gelenkende des Humerus zu fühlen. Der Arm steht durch Spannung des Biceps und Brachialis internus in stumpfwinkliger Flexion, kann passiv nur wenig mehr gebeugt oder gestreckt werden und ist activ unbeweglich. Die Gegend dicht oberhalb des Gelenkes ist in sagittaler Richtung verbreitert.

Diagnose. Bei der Feststellung der Diagnose hat man sich vor Allem vor der Verwechslung mit einer Fractura humeri dicht oberhalb der Condylen zu hüten. Beim ersten Anblick sehen sich beide Verletzungen zum Verwechseln ähnlich, sodass erst eine genauere Untersuchung — zu welcher jedoch die Narcose durchaus nicht immer nötig ist — die Diagnose sichern wird.

Die zur differenziellen Diagnose wichtigsten Punkte sind bei der Luxation:

1. der Humerus hat seine normale Länge behalten,

2. von der eingesunkenen Stelle der Weichteile des Vorderarmes ist die runde Gelenkfläche des Humerus durchzufühlen,

3. die Bewegungen werden hinter der Rotula, nicht im Gelenk und nicht bis zum rechten Winkel ausgeführt.

4. ein geringer Zug am Vorderarm in der Axe des Humerus und bei möglichster Flexion wird nicht genügen, die normalen Verhältnisse wieder herzustellen,

bei der Fractur

1. der Humerus ist gegen den der anderen Seite verkürzt,

2. von der höhergelegenen betreffenden Weichteilstelle her ist die rauhe Bruchfläche des Humerus zu fühlen,

3. die Bewegungen gehen im normalen Gelenk vor sich und es besteht eine abnorme Beweglichkeit oberhalb desselben,

4. ein geringer Zug bei gleichzeitiger rechtwinkliger Flexion wird genügen, normale Verhältnissse herbeizuführen.

Dazu kommt noch der Umstand, dass bei der Luxation nach ihrer Einrichtung die Difformität gehoben bleiben wird, während sie sich bei der Fractur wieder einstellt, sowie der am Vorderarm ausgeübte Zug nächlässt. Sehr wichtig für die Diagnose ist ferner die Beachtung der Tatsache, dass bei normalem rechtwinklig gebeugtem Ellbogengelenk eine durch die Mitte beider Condylen gelegte Linie die Spitze des Olecranons tangiert. Steht dieses also höher als die gedachte Linie, so liegt sicher eine Verschiebung des Olecranons gegen die Condylen nach oben vor.

Hat man auf die Weise die Fractura humeri ausgeschlossen, so bietet die Diagnose der Luxation keine Schwierigkeiten mehr dar, jedoch ist stets noch Rücksicht zu nehmen auf eventuell zugleich bestehende Complicationen, besonders Absprengungen einzelner Knochenteile. Hierbei handelt es sich dann meist um Fracturen des Proc. coronoideus oder eines Condylus. Besonders die erstere kann leicht übersehen werden, und es bietet sich für die Wahrscheinlichkeit ihres Vorhandenseins höchstens der Umstand dar, dass nach der Einrichtung der Verrenkung die Neigung zum Wiedereintritt besteht, wenn der Arm nicht spitzwinklig gebeugt gehalten wird.

Bezüglich der Prognose ist auf das, wie es scheint, besonders im Kindesalter häufige gleichzeitige Vorkommen der Absprengung des Condylus internus humeri hinzuweisen. *Roser* erwähnt, dass beim Bruch des Condylus internus auch eine Luxation nach hinten eintreten kann. Die Ulna weicht sammt dem abgebrochenen Condylus internus und mit ihr der Radius nach hinten, wodurch diese Verletzung dann einer Luxation des Vorderarmes nach hinten gleicht. Es liegt nahe anzunehmen, dass in diesen Fällen von Luxation die Fractur des inneren Condylus stets das primäre ist. Ich habe in den letzten Jahren mehrere derartige Beobachtungen gemacht, welche mich veranlassen dringend daran zu erinnern, dass bei dieser Verrenkung, besonders im Kindesalter, stets eine eingehende Untersuchung bezüglich einer gleichzeitig bestehenden Fractur des Condylus internus humeri vorgenommen werden soll; denn die Complication scheint viel häufiger zu sein, als man gewöhnlich annimmt, und man begnügt sich zu leicht mit der Diagnose der Luxation beider Vorderarmknochen nach hinten. Ist der Bruch anfänglich übersehen, so hat man auch sicher eine zu gute Prognose gestellt, und will man nach Ablauf der für die Luxation nötigen Heilungsdauer Bewegungen im Gelenk ausführen, so verhindert der inzwischen in's Gelenk gewucherte Callus die spitzwinklige Flexion vollständig und lässt gewöhnlich auch keine normale Extension zu.

Therapie. Durch weitere Hyperextension hebelt man über die Spitze des Olecranons den Proc. coronoideus ulnae aus der Fossa intercondylica posterior heraus und fügt nun einen direkten Zug in der Längsrichtung des Armes hinzu, während man zu gleicher Zeit das Gelenk in Flexionsstellung bringt. Zur Nachbehandlung ist bei Kindern die Anlegung eines Gypsverbandes*) zu empfehlen. Bei Erwachsenen genügt ein Heftpflasterverband, welcher anfänglich ca. 8 Tage lang das Ellbogengelenk in spitzwinkliger Stellung fixiert, später in rechtwinkliger. Nach ca. 14 Tagen darf man die Verheilung der Kapsel annehmen und mit vorsichtigen passiven Bewegungen beginnen. Die folgenden activen Bewegungen müssen anfänglich besonders vorsichtig in Bezug auf die Streckung des Armes ausgeführt werden.

Zur Einrichtung veralteter Luxationen beider Vorderarmknochen giebt *v. Vamossy*, gestützt auf 9 Fälle aus der Inns-

*) Seit *Beely* die Gypshanfschienenverbände vorgeschlagen (siehe sein Buch „Zur Behandlung einfacher Fract. d. Extr. durch Gypshanfschienen“. Königsberg 1878) sind nur diese hier in Anwendung gekommen.

brucker Klinik, den Rat, nicht die Resection sondern die Arthrotomie zu machen, die stets bessere Resultate gäbe als eine noch so sparsam ausgeführte Resection. Als Repositionshinderniss ergab sich in den mitgeteilten Fällen der in das Gelenkinnere abgesprengte „Epicondylus externus oder internus humeri“.

A. 2. Luxatio antebrachii anterior.

Die Verrenkung beider Vorderarmknochen nach vorn kommt bedeutend seltener vor und wurde früher ohne gleichzeitigen Bruch des Olecranons überhaupt geleugnet. Es sind jedoch reine Luxationen dieser Art unzweifelhaft beobachtet worden.

Mechanismus. Der Mechanismus besteht in einer Hyperflexion, durch welche die Gelenkflächen von einander abgehoben werden (cfr. pag. 54). Fällt in dieser Stellung des Gelenkes der Patient auf das Olecranon, so kann der Vorderarm nach Zerreissung der Kapsel über die vordere Fläche der Rotula in die Höhe getrieben werden und so die Luxation entstehen. Gleichfalls ist sie ermöglicht, wenn eine Gewalt bei Hyperflexionsstellung des Gelenks und fixiertem Vorderarm die Schulter trifft und dadurch der Humerus an der Ulna vorbei nach unten gedrängt wird. Es braucht kaum besonders hervorgehoben zu werden, dass die Luxation viel leichter entstehen kann, wenn das Olecranon abgebrochen ist.

Symptome. Die Symptome sind in gleicher Weise in die Augen fallende wie bei der Luxatio antebrachii posterior. Man fühlt vorn oberhalb der Condylen das stark hervorspringende Olecranon, neben ihm das Köpfchen des Radius, an der hinteren Fläche der in ihrem sagittalen Durchmesser verbreiterten Gelenkgegend die Rotula und darunter eine deutliche Einsenkung. Der Arm wird in Extensionsstellung gehalten, passiv ist eine geringe Extensionsbewegung möglich, active Beweglichkeit dagegen ganz aufgehoben.

Bei der Diagnose hat man besonders auf eine gleichzeitig bestehende Fractur des Olecranons zu achten, welche sich leicht durch die abnorme Beweglichkeit desselben constatieren lassen wird.

Die Einrenkung geschieht in der Narcose durch Zug am Vorderarm bei rechtwinkliger Flexionsstellung desselben durch einen Assistenten, während der Arzt genau das Gelenk controliert. Fühlt er, dass die Spitze des Olecranon auf der Rotula steht, so drückt er den Vorderarm nach hinten, wodurch die Reposition rasch erfolgt. Die Nachbehandlung erfordert für ca. 14 Tage einen fixierenden Verband. Bestand eine Fract. olecrani, so wird der Arm erst in gestrekter und allmälich in gebeugter Stellung im Gypsverbande fixiert.

A. 3. Seitliche Verrenkungen beider Vorderarmknochen. Luxatio antebrachii lateralis.

Für die seitlichen Verrenkungen gilt im Allgemeinen, dass ihre Syptome oft so undeutlich ausgesprochen sind, dass eine exacte Diagnose sehr schwer, bei bedeutender Schwellung der Weichteile unmöglich sein kann.

Sie kommen besonders bei Kindern, jedoch rein d. h. ohne gleichzeitige Verrenkung nach hinten oder Fractur sehr selten vor und sind in der Mehrzahl unvollständig, indem die Gelenkfläche eines Knochens noch in Contakt mit der des Oberarms bleibt. Die (wie es scheint) häufigste seitliche Luxation ist die nach aussen, welche öfter zusammen mit der nach hinten vorkommt, sodass *Hueter* sie direkt als Variation der letzteren beschreibt. Auch mit gleichzeitiger Fractur des Epicondyl. int. ist die Luxation nach aussen beobachtet worden.

Mechanismus. Ihr Mechanismus ist so zu decken, dass beim Falle auf den ausgestrekten Arm das Ellbogengelenk eine Knickung nach aussen oder innen erfährt, also der Arm einen nach aussen oder innen offenen Winkel bildet, oder dass bei fixiertem Oberarm eine Gewalt den Vorderarm dicht am Ellbogengelenk von aussen oder innen trifft. Liegt die erste Veranlassung vor, so werden sich je nach der Lage der offenen Seite des Winkels die beiden äusseren oder inneren Gelenkflächen von einander abhebeln und dann, je nachdem das Ligamentum laterale internum oder externum zerreisst — eventuell mit Fractur des Epicondylus (*Hueter*) — der Austritt der Ulna oder des Radius nach aussen oder innen gestattet sein.

Symptome. Im Allgemeinen wird eine Verbreiterung des Gelenkes in frontaler Richtung bestehen und zwar um so mehr, je vollständiger die Verschiebung eingetreten ist. Den seitlich vorspringenden Knochen wird man mehr weniger deutlich durch die Weichteile hindurchfühlen können, ihn jedenfalls als pathologischen Vorsprung erkennen, dem auf der entgegengesetzten Seite eine ebensolche Einsenkung entspricht.

Der Arm steht in geringer Flexion und lässt sich passiv noch weiter flektieren. Der nicht selten noch bestehende seitlich offene Winkel des Armes wird auch als wesentliches Merkmal stets zu beachten sein.

Diagnose. Die Diagnose kann mitunter recht schwer sein, wenn bereits erhebliche Weichteil-Schwellung eingetreten und die seitliche Verschiebung nur unvollständig ist. Mit genauer Beachtung der angegebenen Symptome wird es jedoch wohl in der Mehrzahl der Fälle gelingen, der richtigen Diagnose so nahe zu kommen, dass Fehler in der Behandlung vermieden werden und sich der Arzt mit der leichtfertigen Diagnose einer „Verstauchung oder schweren Contusion" nicht begnügt.

Therapie. Die Reposition gelingt im Allgemeinen leicht durch Extension und Druck von der Seite, nach welcher die Verrenkung stattgefunden hatte. Sie ist jedoch schwer, wenn sich Kapselteile oder der abgebrochene Epicondylus internus zwischen die Gelenkflächen interponiert haben. Letzterer liegt nach *Hueter* bei den Luxationen nach aussen in der Rinne der Trochlea. Gelingt seine Entfernung und dadurch auch die Reposition nicht, so wäre er unter Antisepsis zu beseitigen und dann die Reposition zu bewerkstelligen.

A. 4. Divergierende Verrenkung des Vorderarms (der Ulna nach hinten, des Radius nach vorn). Luxatio antebrachii divergens.

Diese Luxationsform, von *Pitha* als keilförmige Eintreibung des Humerus zwischen Radius und Ulna bezeichnet, ist gleichfalls nur sehr selten beobachtet. Jedenfalls müssen die sie hervorbringenden Gewalten sehr grosse, compliciert und wahrscheinlich auch drehend wirkende sein.

Mechanismus. Der Mechanismus ist noch nicht aufgeklärt. Um die Luxation zu Stande zu bringen muss das Ligamentum annullare radii zerrissen sein, damit die Divergenz ermöglicht ist, und ebenso die ganze Kapsel.

Symptome. Das Gelenk ist in seinem sagittalen Durchmesser verbreitert, der Arm ist verkürzt und man fühlt hinten höher und deutlicher als an der gesunden Seite das Olecranon, vorn bei tiefen Fingereindrücken die flache Grube auf dem Capitulum radii. Der Vorderarm steht fest in Supination.

Diagnose. Wenn demnach die Schwellung der Weichteile nicht eine zu beträchtliche ist, wird es nicht schwer sein, die Diagnose aus den angegebenen Symptomen und Stellungsveränderungen zu machen.

Therapie. Die Reposition ist für jeden einzelnen Knochen allein vorzunehmen; zuerst wird durch Hyperextension und Zug die Ulna, dann durch direkten Druck der Radius reponirt, wobei eine gleichzeitige Pronations-Bewegung des Vorderarms oft von Vorteil sein wird.

B. 1. Luxation der Ulna.

Mechanismus und Symptome. Die isolierte Luxation der Ulna tritt wohl am häufigsten ein durch einen Fall auf den ausgestreckten Arm, wobei das Ellbogengelenk in Hyperextensions- und der Vorderarm in Pronations-Stellung gedrängt wird. Die Verrenkung soll jedoch auch beobachtet worden sein nach einem Fall auf das Gelenk. Sie kommt nur selten vor und ihr hauptsächliches Symptom ist die Hervorragung, welche durch das Olecranon an der hinteren Fläche des unteren Endes des Humerus gebildet wird. Der Arm ist gestreckt oder wenig gebeugt, Pro- und Supinations-Bewegungen sind möglich, und während man dabei das Capitulum radii unter dem Condylus externus humeri fühlt, gewahrt man unter dem Condylus internus eine mehr oder weniger tief eindrückbare Lücke. Die ulnare Seite des Vorderarms ist verkürzt, und der Arm bildet meist einen nach innen offenen Winkel, weil die Stütze an der Innenseite fehlt.

Therapie. Die Reposition gelingt im Allgemeinen leicht, denn die vordere Wand der Kapsel und das Ligamentum annullare sind mehr weniger vollständig zerrissen, und somit geben nur die stark gespannte hintere Kapselwand sowie der Proc. coronoideus ulnae ein Hindernis ab. Durch weiter geführte Hyperextension, Drehung der Ulna nach hinten um den Radius und Zug am Vorderarm nach unten und aussen (wodurch man einen nach aussen offenen Winkel bildet) wird die Einrichtung stets ohne grosse Schwierigkeit möglich sein.

B. 2. Luxation des Radius.

Man unterscheidet Luxationen nach vorn, nach hinten und nach aussen.

a) Luxation nach vorn.

Mechanismus. Sie ist die häufigste und entsteht entweder durch direkten Schlag gegen das Radius-Köpfchen von hinten her oder durch Fall auf den ausgestreckten Arm bei gleichzeitiger Pronationsstellung des Vorderarms. Nicht selten beobachtet man eine Verletzung bei kleinen Kindern, welche von der Wärterin an einer

Fig. 9.

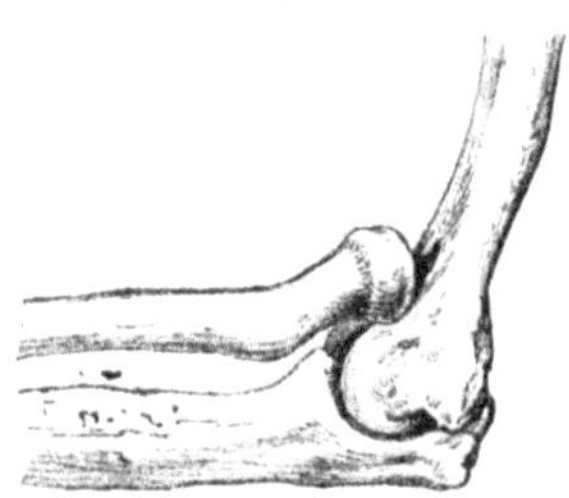

Lux. radii nach vorn. (Nach *Pickering Pick.*)

Hand in die Höhe gehoben wurden (z. B. beim Heben über den Rinnstein). Während der Körper des Kindes an der Hand hängt, macht er eine drehende Bewegung nach innen, wodurch der Vorderarm in Pronation gedrängt wird, das Kind fühlt momentan einen heftigen Schmerz im Ellbogengelenk und lässt hinterher den Arm wie gelähmt herabhängen. Geschieht diese Drehung im Ellbogengelenk, was nicht immer der Fall zu sein braucht, so dreht sich der Humerus nach innen und der Vorderarm kommt dadurch passiv secundär in forcierte Pronationsstellung. Man hat daher diese Verletzung als eine unvollständige Verrenkung des Radius nach vorn gedeutet (Subluxatio radii), wofür auch ich sie entschieden halte, während von anderer Seite eine Subluxation im Handgelenk als Ursache angenommen wird (cfr. *Virchow-Hirsch* 1882, pag. 312. *Sneddon*).

Symptome. Das Köpfchen steht an dem vorderen Rande des Condylus externus humeri und ist gewöhnlich zugleich etwas nach innen verschoben. Da für die gerade Streckung des Armes im Ellbogengelenk die äussere Stütze fehlt, so bildet der Arm einen nach aussen offenen Winkel. Die Flexion ist wegen des Anstemmens des Radius an den Humerus nur in geringem Grade möglich. Der Arm steht in geringer Flexion und Pronation.

Therapie. Der Einrichtung der Luxation des Radius nach vorn stellen sich oft Hindernisse entgegen, über deren Natur man noch nicht genau unterrichtet ist. *Roser* nimmt an, dass Kapselteile interponiert werden, andere Autoren (*Danyau*, *Robert*) geben der Interposition des zerrissenen Ligamentum annullare die Schuld, *Streubel* der starken Spannung der ungerissenen Kapselteile, *Denucé* (*Hamilton*) spricht sich direkt dahin aus, dass die Einrichtung oft unausführbar ist, und dass es noch häufiger schwierig ist, die Knochen eingerichtet zu erhalten.

Jedenfalls ist die Reposition stets zu versuchen und dazu Extension in flectierter Stellung am sichersten wohl mit gleichzeitiger Supination des Vorderarms das geeignetste Verfahren, da dadurch das Capitulum radii direkt dem Condylus externus genähert wird.

Nach der Einrichtung hat man der Zerreissung eines Teils der vorderen Kapselwand und des Ligamentum annullare insofern Rechnung zu tragen, als eine Ruhigstellung des Gelenks für einige Wochen geboten ist, wozu sich wiederum eine Gypsschiene am meisten empfiehlt. Häufig ist die Luxatio radii nach vorn compliciert mit einer Fractur des oberen Endes der Ulna. *Roser* gab zuerst als Veranlassung hierfür an, dass eine Gewalt, welche von hinten her den Vorderarm trifft, die Ulna bricht und dann den Radius an seiner flachen Gelenkfläche nach vorwärts verschiebt.

b) Luxation nach hinten.

Mechanismus. Diese Form ist seltener und entsteht wohl am häufigsten durch Fall auf die Hand bei forcierter Supination (nicht Pronation wie *Hueter* meint) des Vorderarmes. Dadurch wird das Radiusköpfchen stark an die hintere Kapselwand gedrängt und tritt nach deren Zerreissung an die hintere Fläche des Condylus externus humeri. Steht der Arm dabei in Hyperextensions-Stellung, so wird die Luxation leichter erfolgen können.

Symptome und Diagnose. Durch das Fühlen des Radius-Köpfchens bei Rotationsbewegungen des Vorderarmes an der pathologischen Stelle ist es leicht die Diagnose zu machen. Die Radialseite des Armes ist verkürzt, der Vorderarm steht in Supination und wenig flectiert und der Arm bildet einen nach aussen offenen Winkel.

Therapie. Die Reduction gelingt in der Regel leicht durch Extension, forcierte Pronation und eventuell noch hinzuzufügenden direkten Druck auf das Köpfchen von oben her. Durch anfängliche Hyperextension wird man den etwa am hinteren Rande des Condylus externus sehr fest stehenden vorderen Rand des Capitulum radii abzuheben im Stande sein.

c) Luxation nach aussen.

Mechanismus. Sie ist nur sehr selten beobachtet und wird von *Hamilton* und *Roser* angesehen als secundäre Stellung, entstanden aus einer Luxatio radii nach vorn oder hinten. Ersterer glaubt, dass eine Verrenkung direkt nach aussen nicht vorkommt. Die beobachteten Fälle sind nicht genügend sicher constatiert, sodass über dieser Art der Luxation noch ein gewisses Dunkel schwebt. Häufiger dagegen hat man die Luxatio radii nach aussen gesehen zugleich mit Fractura ulnae im obern Drittel. Der Mechanismus muss dann so erklärt werden, dass die von innen her wirkende Gewalt die Ulna fracturiert und dadurch noch nicht erschöpft noch den Radius aus seiner Gelenkverbindung mit dem Condylus externus nach aussen treibt. Es wird sich daher stets empfehlen bei einer Fractur des Schaftes der Ulna auf eine eventuell gleichzeitige Luxation des Radius nach aussen zu untersuchen.

Symptome und Diagnose. Man wird das Köpfchen mehr weniger deutlich am Aussenrande des Condylus externus fühlen, die Radiusseite des Vorderarmes wird verkürzt sein und der Arm im Ellbogengelenk einen nach aussen offenen Winkel bilden.

Therapie. Zur Reposition wird entweder ein direkter Druck auf das Capitulum radii von oben aussen nach unten innen genügen oder gleichzeitiges Umwandeln des nach aussen offenen Winkels in einen nach innen offenen. Dadurch bildet sich an der Ulna und dem Condylus internus ein Hypomochlion, der Radius wird vom Condylus externus abgehebelt, auf diese Weise mobiler gemacht und so leichter durch Druck reponibel.

Bestand zu gleicher Zeit eine Fractura ulnae, so wird nach der Reposition der Luxation die Fractur die Behandlung hauptsächlich in Anspruch nehmen.

§. 7. Verrenkung im Handgelenk. Luxatio manus.

Vorkommen. Während man in früherer Zeit die Verrenkungen des Handgelenkes für ein häufiges Vorkommnis hielt, ist man jetzt besonders durch die Arbeiten *Dupuytren*'s zu der entgegengesetzten Ansicht gelangt, dass dieselben nur äusserst selten beobachtet werden. *Dupuytren* hat nämlich nachgewiesen, dass die Verletzungen, welche man als Luxationen im Handgelenk ansprach, Fracturen des Radius über dem Proc. styloideus waren, und ging sogar soweit die Handgelenks-Verrenkung garnicht anzuerkennen. Dieselben sind jedoch sicher beobachtet und nur für die allerdings bei weitem grösste Anzahl von Verletzungen am Handgelenk, welche als eine Luxation imponieren, ist die Annahme einer sogenannten Fractura radii typica gerechtfertigt.

Mechanismus. Bei sehr heftigen Dorsal- resp. Volar-Flexionsbewegungen im Handgelenk lässt sich das Zustandekommen einer Luxation des Carpus und mit ihm der Hand über oder unter den Radius sehr wohl denken.

Symptome. Wird die Hand in sehr starke Volar-Flexion gedrängt, so ist ein Abreissen der dorsalen Kapselwand möglich und infolge dessen ein Austreten des Carpus auf das Dorsum des Radius; bei starker Dorsal-Flexion der Hand umgekehrt der Durchtritt des Carpus durch die zerrissene volare Kapselwand ermöglicht und auf diese Weise die Luxationen der Hand nach oben oder unten erklärlich. Die Untersuchungen *Dupuytren*'s und nach ihm die Erfahrung aller Chirurgen haben aber gezeigt, dass in der grössten Mehrzahl der Fälle die Kapsel nicht zerreisst, sondern dass eher der Radius dicht über dem Proc. styloideus bricht und dann die Stellung von Hand und Vorderarm genau dasselbe Aussehen darbietet, wie sie einer Luxation im Handgelenk entspricht, indem vor Allem die dorsale und radiale Verschiebung der Hand gegen den Vorderarm in's Auge fallen. Diese Dislocationen entstehen dadurch, dass die Hand dem dislocierten abgebrochenen Radiusende folgen muss, da er ja eigentlich nur allein die Articulation mit den Carpalknochen bildet.

Sollte man daher einmal im Stande sein eine Fractura radii ganz sicher auszuschliessen, so würde dann die Diagnose einer Luxation im Handgelenk gestattet sein.

Die Reposition geschieht am einfachsten durch Extension event. zugleich mit Volar- resp. Dorsal-Flexion der Hand.

Ueber die uncomplicierte Verrenkung der einzelnen Carpalknochen lassen sich irgendwelche Regeln oder Symptome nicht geben. Da gewöhnlich hierbei nur sehr grosse und zugleich drehende Gewalten einwirken werden, so wird es sich auch meist um complicierte Luxationen mit Hautwunden oder Fracturen handeln, welche nach den allgemeinen Regeln der Antisepsis zu behandeln sind. Ebenso selten sind die Verrenkungen in den Carpo-metacarpalgelenken; nur im Gelenk zwischen Metacarpus pollicis und Os multangulum sind sie eher gesehen worden u. z. sowohl nach hinten *(Koenig)* als auch nach vorn *(A. Cooper)*.

Von den Luxationen der Carpalknochen ist die des Os lunatum von *Albertin* genauer studiert. Sie kommt häufiger nach der Palmar-Seite hin bei forcierter Dorsalflexion zu Stande.

---

§ 8. Verrenkungen in den Metacarpophalangeal-Gelenken.

Mechanismus. Von den Verrenkungen in den Metacarpophalangeal-Gelenken interessiert am meisten die des Daumens auf das Dorsum ossis metacarpi wegen ihres relativ häufigen Vorkommens und der Repositions-Schwierigkeiten. Die Luxation entsteht durch Hyperextension des Daumens, wenn

z. B. der betreffende Patient auf den ausgestreckten Daumen gefallen ist. Dadurch wird die untere Kapselwand enorm gespannt, reisst schliesslich ab und das Capitulum ossis metacarpi tritt nach unten unter die Basis der ersten Phalanx des Daumens. Es liegt also hier ähnlich, wie wir dies bereits am Ellbogengelenk bei der Luxation beider Vorderarmknochen nach hinten beobachtet haben, eigentlich eine Luxation des Metacarpalknochens gegen die Phalanx vor. Trotzdem wird die Verrenkung allgemein als dorsale Daumenluxation bezeichnet.

Fig. 10.

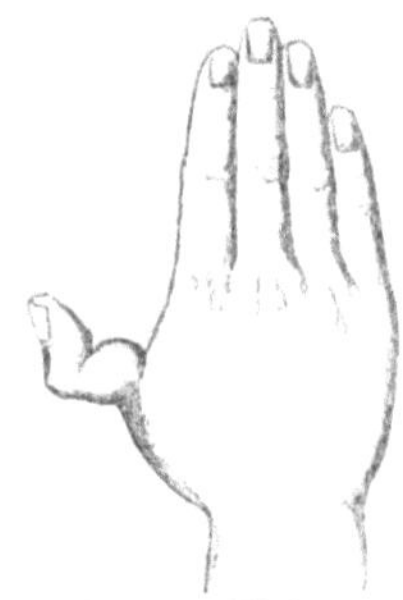

Lux. pollicis. (Nach *Hamilton.*)

Symptome und Diagnose. Die Symptome der Luxation sind so deutlich in die Augen springende, dass eine Verwechselung mit einer anderen Verletzung kaum möglich ist.

Der Daumen steht in Hyperextension auf dem Dorsum des Capitul. metacarpi, ist im Phalanx-Gelenk flectiert und lässt sich wohl weiter hyperextendieren, aber im Metacarpo-phalangeal-Gelenk nicht flectieren, sondern höchstens in gestreckte Stellung bringen. In dieser fühlt man deutlich auf dem Dorsum des Mittelhandknochens die knöcherne Hervorragung der Basis der Phalanx und ebenso an der Volar-Fläche das Capitulum metacarpi.

Dadurch dass die Reposition in manchen Fällen gar nicht oder nur nach vielen vergeblichen Versuchen gelingt, wird die Prognose getrübt.

Therapie. Die Reposition scheint a priori durch einfache Dorsalflexion und Extension leicht zu bewerkstelligen.

In der grösseren Anzahl der Fälle gelingt auch die Reposition auf diesem Wege. Man fasst den luxierten Daumen, drängt ihn noch weiter in Dorsal-Flexion und drückt zu gleicher Zeit die Basis der ersten Phalanx direkt von hinten nach vorn auf das Capitulum metacarpi hinauf, bringt dann fortwährend einerseits extendierend, andererseits drückend allmählich den Daumen in Extensionsstellung, und indem man nun von oben her auf die Basis der Phalanx einen direkten Druck ausübt, drängt man diese in's Gelenk hinein und flectiert nun den Daumen.

Zur Erleichterung dieses Repositions-Manövers, weil bei einem kurzen und dicken Daumen die eigenen Finger oft abgleiten und daher keinen ausreichenden Zug ausüben können, ist von *Lüer* eine Zange construiert worden, mittelst welcher man den Daumen fasst. Man kann sich auch der aus Korbgeflecht dargestellten sogenannten „Bauernfänger“ bedienen. Etwa ein Drittel *(Koenig)* aller der in Rede stehenden Luxationen lässt sich jedoch nicht so leicht reponieren, sondern es stellen sich hier Hindernisse entgegen, welche unter Umständen nur dem Messer weichen. *Faraboeuf,* dem wir genaue anatomische Untersuchungen über diesen Gegenstand verdanken, macht die Ossa sesamoidea verantwortlich, welche nach seiner Ansicht auf die Dorsal-Fläche des Os metacarpi treten und so bei der Extension nur eine parallele Verschiebung beider Knochen gegeneinander gestatten. Dabei kann sich das Sesambein aufrichten und ganz umdrehen; wenn die Extension nachlässt, sich entweder wieder zurückdrehen oder stehen bleiben, ein Zustand, den *Faraboeuf* als Luxatio complexa beschrieben hat.

Vidal beschuldigte hauptsächlich die kleinen Daumen-Muskeln (Flexor brevis, Abductor und Adductor), welche das Os metacarpi gleichsam wie ein Knopfloch (boutonnière) umfassen und dadurch die Reposition hindern.

Ferner machte man die Sehne des Flexor pollicis longus verantworlich, welche sich zwischen die Gelenkflächen interponiere. Weit verbreitet war fernerhin die Ansicht *Dupuytren's*, dass durch die Spannung der Ligg. lateralia beide Knochen zu fest aneinander gepresst würden. Die Leichenuntersuchungen haben jedoch gezeigt, dass das Ligamentum laterale externum gewöhnlich zerreist.

Nach *Hueter* und *Roser* giebt das Haupthindernis die Interposition der Kapsel zwischen die luxierten Knochen ab. Gelingt es nicht den interponierten Kapselfetzen durch die Bewegungen des Daumens zu beseitigen, „so ist und bleibt die Luxation irreponibel“ *(Hueter)**). *Roser*. Für derartige Fälle bleibt nun blos die blutige Reposition übrig entweder mit oder ohne Resection. Man eröffnet, natürlich unter strengster Beachtung der *Lister*'schen Vorschriften, das Gelenk und versucht das Repositions-Hindernis zu finden und zu beseitigen, gelingt dies nicht, so muss man zur Resection des Capitulum metacarpi schreiten, um Platz zu gewinnen. Die Nachbehandlung geschieht nach den in der allgemeinen Chirurgie gegebenen Regeln der Wundbehandlung.

Neben der Luxatio dorsalis ist auch eine Luxatio volaris des Daumens beobachtet worden, welche jedoch bei weitem seltener vorkommt. Sie soll durch Hyperflexion des Daumens entstehen. *Hueter* leugnet die Luxation durch Ueberbeugung jedoch ganz, weil bei allen Fingern überhaupt keine Ueberbeugung stattfinden kann. Diese würde unmöglich gemacht, nicht nur durch die Bänder-, Muskel- und Knochen-Hemmung, sondern auch durch den festen Contact des ganzen Daumens mit dem Daumenballen.

Das Capitulum metacarpi ragt auf der Dorsal-Seite deutlich

---

*) *Hueter* giebt ein Verfahren an, welches ihn ohne Operation zum Ziele führte. Er legte, während er den luxierten Daumen stark extendierte und durch Druck auf die Basis der Phalanx von oben her beide Gelenkflächen aneinander fixiert erhielt, einen Gypsverband an und liess die Hände erst nach dem Erhärten des Verbandes los, wodurch ein Zurückfedern des Daumens in die Luxationsstellung vermieden wurde. Nach Abnahme des Verbandes nach Verlauf von ca. 14 Tagen war die Neigung zum Wiedereintritt der Verrenkung geschwunden und es konnten dann zur Wiederherstellung der Beweglichkeit aktive und passive Bewegungen vorgenommen werden.

hervor, während unterhalb desselben die Basis der Phalanx zu fühlen ist. Die Reposition gelingt durch Extension und direkten Druck oder durch Dorsal-Flexion und Druck. Es ist jedoch von Belang bei der Einrichtung sich genau über die Lage der Extensoren-Sehne zu orientieren. Diese kann entweder nach der Radial- oder Ulnar-Seite abgeglitten sein und hat dann auch den Daumen in ihrem Sinne, zugleich mit geringer Rotation, nach aussen oder innen abgezogen. Eine zur Extension resp. Dorsal-Flexion hinzugefügte Rotation oder Ab- resp. Adduction des Daumens wird daher die Reposition oft wesentlich erleichtern können.

In neuerer Zeit hat *Bessel-Hagen* eine Beobachtung über eine complete rein seitliche, radiale Luxation im Metacarpo-phalangeal-Gelenk des Daumens veröffentlicht, genau beschrieben und ihren Mechanismus durch Leichenexperimente festzustellen versucht.

Die Luxationen in den Metacarpo-phalangeal-Gelenken der übrigen vier Finger sind gleichfalls am häufigsten als Dorsal-Verrenkungen beobachtet worden, entstehen in gleicher Weise wie die des Daumens, sind aber noch seltener wie diese.

Demnach gilt vice versa im Allgemeinen auch hier das bei den Daumen-Luxationen bereits Gesagte, mit Ausnahme der Repositions-Hindernisse, weshalb ich auf eine genauere Besprechung dieser Verrenkungen verzichte.

*Borchard's**) neueren Untersuchungen zufolge entsprechen der verschiedenen Lage des Kapselrisses, quer an der volaren Seite oder schräg an der radio-volaren Seite, auch verschiedene Stellungen der meisten Finger u. z. im ersten Falle eine mehr weniger bewegliche Bajonettstellung, im zweiten eine unbewegliche Z-Stellung. Ein event. Repositions-Hinderniss wird nicht von der Sehne des Flexor longus abgegeben, sondern von eingeklemmten Kapseltheilen.

---

*) Deutsche med. Wochenschrift 1894. No. 16.

§. 9. Verrenkungen in den Phalangeal-Gelenken.

Auch das Vorkommen der Verrenkungen in den Interphalangealgelenken ist ein sehr seltenes und der Mechanismus stimmt überein mit dem der Luxationen der in § 8 besprochenen Gelenke. Sowohl durch Hyperextension (häufiger) als durch Hyperflexion (seltener) können die Verrenkungen als dorsale oder volare entstehen. Wegen der Dünne der bedeckenden Weichtheile ist die Diagnose im Allgemeinen leicht und die Reposition erfolgt gewöhnlich ebenfalls leicht durch Zug mit Hyperflexion oder Hyperextension, oder auch mit gleichzeitigem direktem Druck, indem man seinen eigenen Finger als Hypomochlion benutzt und über denselben die Phalanx in das Gelenk hineinhebelt. Den direkten Druck empfiehlt nach seinen eigenen Beobachtungen *Middleton* besonders warm, event. mit Tenotomie der Strecksehne.

Auch seitliche Abweichungen der Phalangen sind beobachtet, welche meines Erachtens durch die Strecksehne bedingt werden, indem die luxierte Phalanx nach der Richtung des geringsten Widerstandes ausweicht, also entweder rechts oder links von der Sehne, welche den grössten Widerstand bildet.

Dass an den Fingern relativ häufiger als an anderen Gelenken complicierte Luxationen zur Beobachtung kommen, leuchtet von selbst ein. Einmal gehören stets grosse Gewalten dazu eine derartige Verrenkung hervorzurufen und zweitens gestattet die schwache Weichteildecke ein leichtes Durchtreten der Knochenenden. Die Quetschung und Zerreissung der Kapsel, der Sehnen und der Haut sind in der Regel so grosse, dass nach kürzerer Zeit eine mehr oder weniger weitgehende Gangrän eintritt. Es ist deshalb nach meiner Ansicht und besonders seit Einführung der *Lister*'schen Wundbehandlung in solchen Fällen das rationellste Verfahren primär zu exarticulieren resp. zu amputieren. Zum mindesten wird die Heilungsdauer wesentlich gekürzt, ein Vorzug, der besonders dadurch in's Gewicht fällt, dass es sich meist um Patienten handelt, welche der arbeitenden Klasse angehören.

---

§ 10. Verrenkung im Hüftgelenk. Luxatio coxae.

Die Luxationen im Hüftgelenk sind im Verhältnis selten vorkommende Verletzungen, können aber in jedem Lebensalter entstehen. Am häufigsten sind sie bei Männern im Alter von 15—45 Jahren beobachtet. Sie gehören so recht eigentlich dem Mannesalter der arbeitenden Klasse an.

Fig. 11.

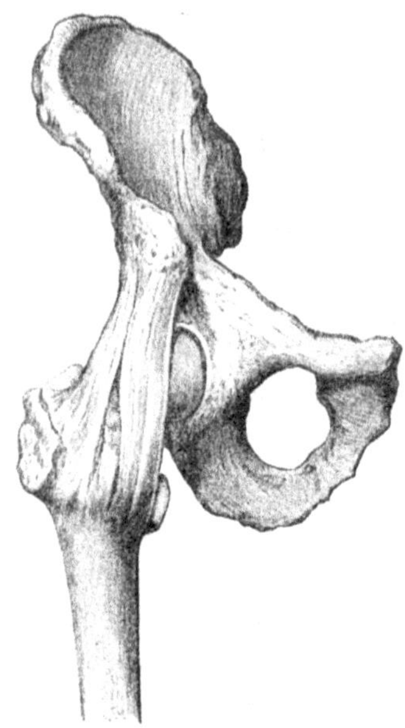

(Lig. ileo-femorale. (Nach *Bigelow*).

Bezüglich der Einteilung der einzelnen Luxationsformen war bisher immer die Richtung maassgebend, nach welcher hin der Femurkopf ausgetreten war, bis *H. Bigelow*'s Untersuchungen bekannt wurden. Nach Experimenten an Leichen begründete er seine Nomenclatur auf pathologisch - anatomischer Basis und zwar in Rücksicht auf das Verhalten des Ligamentum ileo-femorale. Es ist deshalb notwendig, dessen genauer zu gedenken.

Das Ligamentum ileofemorale, s. Y-Ligament, s. Ligamentum Bertini entspringt von der Spina anterior inferior ossis ilei und verläuft zur Linea intertrochanterica anterior, indem es sich bald nach seinem Ursprunge fächerförmig auszubreiten beginnt. Etwa in der Mitte seines Verlaufes teilt es sich in zwei Schenkel, von denen der äussere nach aussen und unten verläuft, um sich an der äusseren Hälfte der Linea intertrochanterica zu inserieren, während der innere fast senkrecht nach unten geht und sich an der inneren Hälfte der genannten Linie ansetzt. In der Mitte zwischen beiden Schenkeln bleibt ein dreieckiger Raum frei, der gewöhnlich nur mit Bindegewebe ausgefüllt ist, sich jedoch oft genug an der Leiche nicht rein auspräparieren lässt, da ihn elastische Fasern mit durchziehen. Infolge ihres Verlaufes ist die Wirkung beider Schenkel eine verschiedene. Der innere wird bei seiner Contraction das Bein flectieren (heben), der äussere dagegen hauptsächlich nach innen rotieren.

Diesem seiner Form wegen von ihm Ligamentum Y genannten Bande schreibt *Bigelow* den grössten Einfluss zu, nicht nur auf die Entstehung der Verrenkung, sondern auch auf die Erhaltung der pathologischen Stellung des Beines nach der Luxation. Er teilt demnach alle Verrenkungen im Hüftgelenk danach ein, ob das Ligamentum ileo-femorale vollständig oder unvollständig erhalten oder ganz zerrissen ist.

Der Zweck dieses Buches erfordert es daher neben der früher allgemein üblichen Einteilung auch diejenige *Bigelow*'s zu erwähnen. Ich übergehe jedoch absichtlich alle die Einteilungen, wie sie seit *Hippocrates* existiren*), weil ich es sowohl für den Studierenden, wie für den praktischen Arzt für durchaus genügend halte, wenn er über das Folgende orientiert ist.

---

*) Eine sehr genaue auf historischer Basis gegebene Anführung der Einteilungen liefert *Lossen:* Die Verletzungen der unteren Extremitäten. Deutsche Chirurgie. Lieferung 65. 1880.

I. Aeltere Einteilung nach *Pitha*.

1. Lux. nach hinten, Lux. postica, Lux. retroglenoidalis: Lux. iliaca. — Lux. ischiadica.
2. Lux. nach vorn, Lux. antica, Lux. praeglenoidalis:
   - Lux. suprapubica: Lux. pubica. — Lux. ileopectinea*).
   - Lux. infrapubica: Lux. obturatoria. — Lux. perinealis.
3. Lux. nach oben. Lux. supraglenoidalis.
4. Lux. nach unten. Lux. infraglenoidalis.
5. Lux. centralis; durch die Pfanne in das Becken.

II. Einteilung nach *Bigelow*.

1. Regelmässige Luxationen.

Das Ligamentum ileo-femorale ist intakt oder nur sein äusserer Schenkel ist zerrissen.

Beide Schenkel des Y-Ligaments sind erhalten.

a) Luxatio dorsalis (alte iliaca) nach hinten auf die äussere Fläche des Darmbeins,

b) Luxation nach hinten unter die Sehne des Musculus obturator internus (alte ischiadica),

c) Luxation auf das Foramen ovale (alte obturatoria), und nach unten:

α) schräg nach innen auf das Foramen ovale oder bis an das Perineum,

β) vertical nach unten,

γ) schräg nach aussen auf das Tuber ischii,

d) Luxatio pubica und subspinosa,

e) Luxatio anterior obliqua.

Der äussere Schenkel ist zerrissen.

f) Luxatio supraspinosa s. interspinosa.

g) Luxatio dorsalis mit Auswärtsrollung.

---

*) Als dritte Unterart beschreibt *Scriba* die L. intrapelvica.

2. Unregelmässige Luxationen.

Bei ihnen ist das Ligamentum ileo-femorale vollständig zerrissen, weshalb ihnen bestimmte charakteristische Symptome fehlen.

Bei der weiteren Besprechung werde ich mich noch nach der älteren Einteilung richten, weil sie einmal die zur Zeit gebräuchlichere ist und weil zweitens die Ansichten *Bigelow's* noch nicht endgiltig als richtig festgestellt sind.

Die Autorität *Hueter's* verlangt es auch seiner Einteilung in Beugungs- und Streckungsluxationen zu gedenken. Da in der Regel mit der Beugung eine Adduction oder Abduction verbunden ist, so unterscheidet er Verrenkung durch Beugung und Adduction (iliaca und ischiadica) und Beugung und Abduction (obturatoria). Bei den Luxationen durch Streckung im Hüftgelenk nimmt er gleichfalls zwei Formen an: die Luxation durch Ueberstreckung und Adduction (ileo-pectinea) und durch Ueberstreckung und Abduction (suprapubica).

Die Luxatio supra- und infracotyloidea lassen sich jedoch durch das *Hueter'*sche System nicht erklären. Er selbst spricht dies bezüglich der ersteren aus, indem er sie „eine unsichere Stellung“ in der Systematik einnehmen lässt.

Zur Vereinfachung der Darstellung werden wir zuerst die Luxationen nach hinten zusammen besprechen.

1. Luxationes posticae.

Mechanismus. Die Mehrzahl der Luxationen nach hinten entsteht bei flectierter, adducierter und nach innen rotierter Stellung des Beines. Wird diese Bewegung über die physiologischen Grenzen hinausgetrieben, so stemmt sich das Collum femoris gegen den vorderen inneren Pfannenrand, es bildet sich dort ein Hypomochlion, über welches der Kopf herübergehebelt und dadurch stark gegen die hintere Kapselwand, welche zugleich die dünnste ist, angestemmt wird. Bei weiter wirkender Gewalt zerreisst die Kapsel und der Kopf tritt nach hinten aus.

Fig. 12.

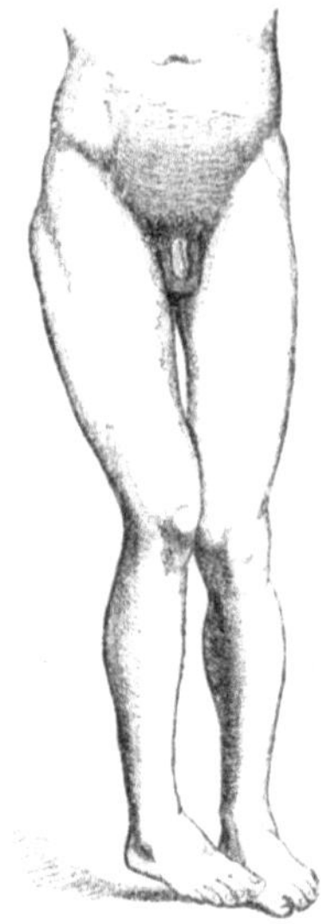

Lux. femoris postica.

Vom Grade der vorherigen Flexionsstellung hängt es ab, ob der Austritt oberhalb oder unterhalb der Sehne des Obturator internus erfolgt, und also eine Luxatio iliaca s. dorsalis oder eine Luxatio ischiadica s. subtendinosa, resultirt, denn der Kopf steht um so tiefer, je grösser die vorherige Flexionsstellung war. Die Erfahrung hat gelehrt, dass die erstere Form die häufigere ist, und es scheint daher die Annahme gerechtfertigt, dass dem genannten Mechanismus ein oberhalb der Sehne des Obturator int. gelegener Kapselriss entspricht. Dies ist jedoch bei den durch Hebelwirkung hervorgebrachten Luxationen nicht der Fall, sondern der Kapselriss liegt stets unterhalb der Sehne. Es ergiebt sich daraus, dass durch den in Rede stehenden Mechanismus primär eine Luxatio ischiadica entsteht, welche sich erst secundär in die iliaca verwandelt, nachdem das Bein die gestreckte Stellung wieder angenommen hat. Damit stimmt auch die Ansicht *Bigelow*'s überein, der bei seiner Luxation nach hinten unter die Sehne des Obturator internus als primäre Stellung des Kopfes jene unter die Sehne annimmt, aus welcher sich secundär durch grössere oder geringere Rotation nach innen die Luxation hinter die Sehne entwickle.

Die vor der Verrenkung vorhandene Flexionsstellung geht gewöhnlich vom Becken aus. Der betreffende Mensch steht gebückt und hält das Bein in Adduction und Rotation nach innen, während auf den Rücken resp. das Becken die Gewalten einwirken, welche die Luxation hervorbringen.

Seltener entsteht die Luxation durch einen direkten Stoss, durch welchen das adducierte und nach innen rotierte Bein gegen die hintere Kapselwand getrieben wird, wie z. B. bei einem Falle auf die getreckten Beine von bedeutender Höhe. Hierbei pflegt eine primäre Luxatio iliaca zu entstehen, und der Kapselriss am hinteren oberen Abschnitt der Kapsel zu liegen, sodass also der Kopf direkt auf das Dorsum ossis ilei tritt.

Symptome. Die Symptome bei allen Verrenkungen nach hinten sind im Grossen und Ganzen dieselben mit nur geringen Unterschieden. Nächst heftigen Schmerzen in der Gelenkgegend ist vor allen Dingen die Stellung des Beines charakteristisch. Dasselbe ist im Hüft- und Kniegelenk schwach flectiert, nach innen rotiert und adduciert, sodass die Zehen des kranken Beines auf dem Dorsum des gesunden Fusses ruhen, wodurch das Bein verkürzt erscheint — cfr. p. 78 Fig. 12. Bewegungen sind activ garnicht möglich, passiv kann unter heftigen Schmerzen Adduction und Rotation nach innen etwas vergrössert werden, weil dabei der äussere Schenkel des Ligamentum Bertini erschlafft wird. Aus demselben Grunde sind passive Rotationen nach aussen und Abduction nur sehr schwer möglich, wobei man ein durch die Elasticität des Ligamentum Bertini bedingtes federndes Gefühl bekommt. Die weiteren Symptome v. pag. 83 u. ff.

Diagnose. Schon aus diesen wenigen aber durchaus charakteristischen Symptomen wird man ohne Schwierigkeit die Verrenkung nach hinten selbst ohne Anwendung von Chloroform diagnosticieren können. Darüber welche Art von Luxation vorliegt (ob iliaca oder ischiadica) folgen später noch wenige Worte (pag. 83 u. ff.).

Eine Verwechselung ist wohl nur denkbar mit einer Fractura colli femoris mit Einkeilung des Halses zwischen die Trochanteren. Bei dieser Verletzung fehlt nämlich die bei einem losen Schenkelhalsbruch ganz charakteristische meist hochgradige Rotation des Beines nach aussen. Eine lose Fractura colli femoris wird demnach kaum zu einer Verwechselung Anlass geben, aber auch bei der eingekeilten besteht nur in den allerseltensten Fällen eine wirkliche stets sehr geringe Rotation nach innen. Das Bein steht in der Regel so, dass die Zehen direkt nach oben gerichtet sind, und ausserdem fehlt die Adductionsstellung ganz.

Praktisch und für den Patienten wichtig ist es indess, diese Differentialdiagnose wenigstens bei alten Leuten ohne Beihilfe von Chloroform zu stellen, denn wenn es sich um eine eingekeilte Schenkelhalsfractur handelt, so ist es für die Heilung von grossem Vorteil, wenn die Einkeilung bestehen bleibt. Sie kann sich aber leicht durch heftige Bewegungen des Beines während des Excitationsstadiums lösen. Auch gegen die falsche Diagnose einer heftigen Contusion mit grossem Blutextravasat wird man sich schützen, wenn man die Stellung des Beines und seine passive Beweglichkeit in's Auge fasst.

Prognose. Die Prognose der einfachen uncomplicierten Verrenkungen nach hinten ist quoad repositionem et functionem gut, wenn nicht zu lange Zeit zwischen Luxation und Reposition verstrichen ist. Es kann jedoch eine relativ lange Zwischenzeit vergehen, und *Hueter* berichtet sogar über einen Fall, bei welchem ihm die Einrichtung mit den Händen noch nach einem Jahre gelang. Dabei sind natürlich quoad functionem die inzwischen eingetretenen Veränderungen aller das Gelenk zusammensetzenden Teile zu berücksichtigen.

Therapie. Die Reposition wird, nachdem man die pathologische Anatomie der Luxationen genauer, besonders in Bezug auf die Repositionshindernisse studiert hat, auf bedeutend einfacherem und schonenderem Wege ausgeführt wie früher. Steht der Kopf noch sehr dicht am hinteren Pfannenrande, so wird oft ein einfacher Zug an dem rechtwinklig flectierten Oberschenkel zur Reposition genügen. In der Mehrzahl der Fälle wird jedoch die Anwendung eines auf physiologischer Grundlage basierenden Verfahrens notwendig sein. Man bringt bei dem auf einer Matratze auf der Erde liegenden narcotisierten Patienten zuerst den betreffenden Oberschenkel in Flexionsstellung und zwar gewöhnlich bis zum rechten Winkel, wodurch der Kopf dem hinteren Pfannenrande genähert und die vordere Kapselwand sowie das Ligamentum ileo-femorale möglichst erschlafft werden. Durch eine nun folgende Adduction und Rotation nach innen wird der Kopf der Pfanne noch mehr genähert, und es genügt nun oft ein direkter Zug nach oben, um den Kopf über den hinteren Pfannenrand zu ziehen. Die Einrichtung ist damit vollendet und es kann nun das Bein in normaler Stellung gestreckt werden. Gelingt auf diese Weise die Reposition nicht, so fügt man schliesslich noch eine Rotation nach aussen hinzu, wodurch sich besonders der äussere Schenkel des Y-Ligamentes mehr und mehr spannt, und man den Kopf um den fixierten Trochanter über den hinteren Pfannenrand herüber rotiert, also Flexion bis zum R., Adduction, Rotation nach innen, Zug nach oben, event. Rotation nach aussen und Streckung des Beines auf die Unterlage.

Der Zug nach oben ist insofern noch besonders wichtig, als er ein durch die Flexion und Rotation nach aussen leicht eintretendes Abweichen des Kopfes längs des unteren Pfannenrandes nach vorn verhindert und so der Entstehung einer Luxatio obturatoria vorbeugt. (Cfr. pag. 90.) Ein anderes besonders von *Roser* empfohlenes Repositionsverfahren beruht auf der eben erwähnten Thatsache, dass sich bei Rotation nach aussen und Abduction durch Spannung des äussern Schenkels des Y-Ligaments der Kopf um den Trochanter major wie um einen festen Punkt drehen und also auch auf diese Weise der Pfanne näher bringen lässt. Man fügt dann zu der Flexion bis zum R. eine Abduction und Auswärtsrollung hinzu, wodurch der Kopf über den Pfannenrand herübergehebelt wird, also Flexion, Abduction und Rotation nach aussen.

Bei jeder Einrichtungsmethode liegt wie gesagt der narcotisierte Patient auf einer Matratze auf der Erde, der Arzt fasst das im Knie- und Hüftgelenk rechtwinklig flectierte Bein am Unterschenkel und zwar mit der rechten Hand dicht am Kniegelenk und führt so die oben genannten Bewegungen aus, während ein Assistent das Becken fixiert. Ist kein Assistent zur Stelle, so kann sich der Operateur selbst das Becken feststellen dadurch, dass er seinen Fuss (selbstverständlich ohne Stiefel) oder das Knie auf die Spina anterior superior der kranken Seite setzt.

Ein Hinderniss für die Reposition kann darin liegen, dass der Kapselriss zu klein ist. Zu seiner Vergrösserung rät *Bigelow* die sogenannte Circumduction vorzunehmen, indem man mit dem Condylenende um den als Centrum gedachten Kopf des Femur einen Kreis beschreibt.

Bezüglich der durch die Kapsel gegebenen Hindernisse sind besonders die Arbeiten von *Roser* und *Gellé* erwähnenswert. Die experimentellen Untersuchungen des Ersteren haben den wichtigen Satz ergeben, dass aus der Stellung des Schenkelkopfes nicht ohne Weiteres auf den Sitz und die Beschaffenheit des Kapselrisses geschlossen werden darf, und dass somit derselbe als ein sehr erhebliches Repositionshinderniss auftreten könne. Eine sehr genaue Arbeit über die Rolle, welche der Kapselriss bei der Reduction frischer Hüftgelenksluxationen spielt, verdanken wir *Gellé*. Er unterscheidet folgende drei Arten:

Der Riss liegt:

1. in der Längsaxe des Halses;
2. rechtwinklig zur Längsaxe;
3. die ganze Kapsel ist abgerissen.

Er macht auch die Kapsel in erster Linie als Repositionshinderniss verantwortlich, ja behauptet sogar, dass sich, wenn ein querer Kapselriss dicht am Kopfe bestände, die Luxation überhaupt nicht reducieren liesse.

Weitere Bearbeitungen dieses Gebietes wiesen immer mehr darauf hin, dass auch dem Bandapparate eine erhebliche Beteiligung als Repositionshinderniss zugeschrieben werden müsse und *v. Pitha* erklärte, dass die exacte Kenntniss des Ligamentum ileo-femorale von hoher Wichtigkeit für die richtige Auffassung der verschiedenen Modalitäten der Hüftgelenks-Luxationen sei. Am Weitesten auf diesem Wege ging *Bigelow*, welcher das genannte Ligament als alleiniges Hinderniss gelten lässt. Er stützt sich dabei auf die Thatsache, dass sämmtliche Weichteile um das Gelenk herum durchtrennt werden können mit Ausnahme des Ligamentum Bertini und doch das Bein seine luxierte Stellung beibehält. Dieser Beweis genügt jedoch nicht dafür, dass nur allein das Ligamentum Bertini die Reposition hindert, denn sein Widerstand kann vollständig überwunden sein und doch die Einrenkung noch nicht möglich, sodass man auf noch unzerrissene Kapselteile recurrieren muss. Sicher ist nur, dass das Y-Ligament einen sehr erheblichen Einfluss auf das Zustandekommen und die Erhaltung der Luxations-Stellung ausübt.

Die Unterschiede zwischen den beiden Hauptformen sind folgende:

Bei der Luxatio iliaca (dorsalis *Bigelow*), welche in der Mehrzahl eine secundäre Stellung ist, steht der Kopf auf dem Dorsum ossis ilei, jedoch wie *Malgaigne* und *Roser* nachgewiesen haben gewöhnlich nicht über einer Linie, welche horizontal von der Spina anterior inferior nach der obersten Grenze der Incisura ischiadica major gezogen wird. Der Kopf ist unter der Glutaealmuskulatur besonders bei Rotationen des Oberschenkels mehr oder weniger deutlich zu fühlen. Die Glutaealhaut ist durch ihn etwas mehr hervorgewölbt, daher die Glutaealfalte abgeflacht. Das Bein ist verkürzt. Wie weit diese Verkürzung durch die Luxation selbst und nicht durch Beckenverschiebung bedingt ist, lässt sich nur feststellen, wenn man das Verhältniss des Trochanter major zu der *Roser-Nélaton*'schen Sitzdarmbeinlinie genau berücksichtigt. Die genannten Autoren haben nachgewiesen, dass bei normalem Gelenke eine Verbindungslinie von der Spina anterior superior zum Tuber ischii die Spitze des Trochanter major tangirt. Je höher also der Trochanter über jener Linie liegt, desto weiter nach oben ist der Kopf abgewichen. Die Längendifferenz beider Beine wird so gemessen, dass man von der Spina anterior superior, welche beide von einem Assistenten in gleicher Höhe fixiert werden, bis zum

Condylus internus tibiae und von da bis zum unteren Rande des Malleolus internus misst, während man beiden Beinen eine möglichst gleiche Stellung gegeben hat. Um nur allgemein die Verkürzung resp. Verlängerung festzustellen, genügt die Messung der Entfernung vom Nabel bis zum Malleolus internus.

Bei der Luxatio ichiadica (unter die Sehne des Obturator internus. *Bigelow*) ist die Verkürzung eine geringere, weil der Kopf näher an der Pfanne gewöhnlich zwischen Obturator internus und Pyriformis stehen geblieben ist, wo man ihn meist fühlen kann. Die Rotation nach innen und Flexion soll nach einzelnen Autoren hier stärker sein als bei der Lux. iliaca, während von anderer Seite das Gegentheil behauptet wird. Besonders *Bigelow* betont bei seiner Luxation unter die Sehne die hochgradige Einwärtsrollung und Adduction.

Aktive Bewegungen sind bei beiden Formen so gut wie garnicht ausführbar, passive nur im Sinne der Rotation nach innen und Adduction, weil dadurch der äussere Schenkel des Ligamentum-Y erschlafft wird.

Aus dem Gesagten geht hervor, dass die Unterschiede zwischen den Formen der Luxationen nach hinten nur sehr geringe sind, und es erklärt sich dadurch, dass es unter gewissen Umständen z. B. bei sehr starkem Bluterguss, bedeutender Schwellung der Weichteile oder dickem Fettpolster schwer sein kann, beide Arten diagnostisch zu trennen. Glücklicher Weise ist dies aber praktisch von keinem Nachteile, weil es zum rationellen Repositions-Verfahren genügt zu wissen, dass eine Verrenkung nach hinten vorliegt.

Anhangsweise sei hier noch eine Variation der Luxation nach hinten erwähnt, welche nach *Bigelow* dadurch entsteht, dass von dem in der Regel intakten Y-Ligament der äussere Schenkel zerreisst. Infolge dessen ist das Bein nicht nach innen sondern nach aussen rotiert. *König* legt bei dieser Art von Luxation ein weiteres Hauptgewicht auf die Zerreissung der

Kapsel. Die Einrichtung gelingt auf gleichem Wege wie die der anderen Verrenkungen nach hinten durch Flexion, Adduction, Rotation nach innen und Zug nach oben. Durch Abduction und Rotation nach aussen jedoch ist die Reposition schwerer, weil bei zerrissenem äusserem Schonkel des Y-Ligaments ein wesentliches Hilfsmittel für die Rotation fehlt.

Zur Vermeidung einer Verwechselung mit einer losen Fractura colli femoris (cfr. pag. 79) hat man hierbei sein Augenmerk besonders auf die Stellung des Kopfes zu richten und auf die Art, wie die passiven Bewegungen ausführbar sind; bei der Fractur absolut ohne Widerstand, bei der Luxation nur schwer und in ganz geringem Grade.

2. Luxationes anticae.

Fig. 13.

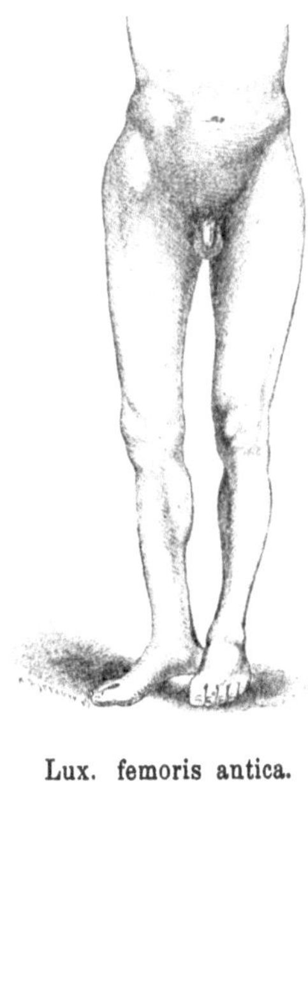

Lux. femoris antica.

Mechanismus. Die Luxationen nach vorn sind seltener als jene nach hinten und entstehen bei nach aussen rotierter, abducierter und gebeugter oder gestreckter Stellung des Beines. Wenn z. B. ein Mensch breitbeinig von bedeutender Höhe auf die Füsse fällt während der Oberkörper etwas nach hinten gebeugt ist, so wird der Schenkelkopf direkt gegen die vordere obere Kapselwand getrieben, sprengt dieselbe und tritt nach innen und oben aus. Es entsteht die Luxatio suprapubica (pubica und ileopectinea). Wird dagegen das nach aussen rotierte und abducierte Bein in gebeugter Stellung gehalten, wobei die Flexion meist vom Becken ausgeht, so treibt die einwirkende Gewalt den Kopf mehr an der vorderen unteren Partie durch die Kapsel, und es resultiert daraus die Luxatio infrapubica (obturatoria und perinealis*)). Der Kapselriss liegt also entweder vorn oben oder vorn unten. Die oben bereits angedeutete Ueberstreckung des Oberkörpers (Beugung nach hinten) bei fixiertem Hüftgelenk resp. Füssen und bei abducierten und nach aussen rotierten Beinen scheint die häufigste Veranlassung für die Luxationen nach vorn zu sein.

Symptome. Ebenso wie bei den Verrenkungen nach hinten ist ausser Schmerzen, Schwellung auch für diejenigen nach vorn eine ganz charakteristische Stellung des Beines vorhanden, welche ich hier bereits angebe, während die übrigen Symptome später bei Besprechung der einzelnen Formen folgen sollen.

Das Bein steht bei allen Luxationen nach vorn im Hüft- und Kniegelenk gestreckt oder flectiert, abduciert und nach aussen rotiert. Der Grad der Streckung, Flexion, Abduction und Rotation ist verschieden je nach der Stellung des Kopfes.

Luxatio suprapubica.

Je nach der Stellung des Kopfes auf dem Os pubis selbst oder an der Eminentia ileopectinea unterscheidet man:

1. Luxatio pubica.
2. Luxatio ileopectinea.

(Ueber den Mechanismus cfr. pag. 85.) Wenn aber der Kopf am Pecten pubis steht, so rückt er damit gleichzeitig wenigstens zum Teil unter die Spina anterior inferior, weshalb *Bigelow* diese Luxation als unter die Spina ilei anterior inferior oder kurz subspinosa bezeichnet hat. In neuerer Zeit ist von *Scriba* eine Form der Lux. suprapubica beobachtet und beschrieben worden, welche er intrapelvica genannt hat**).

*) Nach *Hueter* empfiehlt sich die L. perinealis wegen ihrer grossen Seltenheit nicht zur Aufstellung als eigene Kategorie.

**) Der durch die Bauchdecken deutlich fühlbare Kopf lag auf der Linea innominata, der Schenkelhals in der Fossa iliaca, der Trochanter auf

Symptome. Die Symptome sind ausser der pathologischen Stellung des Beines (cfr. oben) besonders noch dadurch sehr ausgesprochen, dass unter der stark gespannten Weichteildecke (Lig. Poupartii) der Schenkelkopf entweder schon zu sehen, jedenfalls aber sicher auf dem Os pubis zu fühlen ist. Die Arteria femoralis pulsiert deutlich an der Geschwulst, welche der Kopf bildet und zwar gewöhnlich an deren innerer Seite. Verläuft das Gefäss über den Kopf, so ist es in der Regel derartig comprimiert, dass die Pulsation auf demselben nicht zu fühlen ist.

Obgleich der Kopf höher steht als die Pfanne, also eine reelle Verkürzung des Beines vorhanden ist, so erscheint es doch infolge der Abductionsstellung meist verlängert. Aktive Bewegungen sind kaum möglich, passive nur im Sinne der Rotation nach aussen, Abduction und Flexion, aber auch nach diesen Richtungen nur in sehr geringen Grenzen wegen der dabei stattfindenden Spannung der hinteren unverletzten Kapselwand *(König)* und des inneren Schenkels des Ligamentum ileofemorale. Die Glutaealgegend ist abgeflacht und die Glutaealfalte verstrichen.

Diagnose. Bei der Stellung des Beines kann es sich nur um eine Luxation nach vorn handeln, und dass eine Verrenkung überhaupt vorliegt, beweist einmal die sehr geringe passive Beweglichkeit des Beines und die Thatsache, dass der Schenkelkopf an einer falschen Stelle zu fühlen ist. Hierin liegen auch die Unterscheidungsmerkmale zwischen der einzig möglichen Verwechselung d. h. der mit einer losen Fractura

dem äusseren Teile des horizontalen Schambeinastes und auf der Spina ilei anterior inferior. Das Bein stand entgegengesetzt der typischen Stellung in Adduction, Rotation nach innen und Flexion. Die Luxation war bei einem 13 Jahre alten Knaben dadurch entstanden, dass ihn eine schwere schwingende Schaukel gegen die Brust traf und weit wegschleuderte. Bei dem Repositions-Versuche nach *Roser* (Hyperextension) stellte sich das Bein plötzlich in Rotation nach aussen und Abduction. Die Reduction gelang dann durch Flexion, Rotation nach innen und Extension.

colli femoris, denn die Stellung des Beines kann eine derartige Verletzung vortäuschen. Bei ihr sind jedoch Bewegungen, wenn auch unter Schmerzen, so doch frei nach allen Seiten ausführbar. Die Differenzierung in Luxatio pubica oder ileopectinea hängt allein von der Stellung des Kopfes ab.

Prognose. Wenn die Verrenkung uneingerichtet bleibt, so stellt sich besonders bei der Luxatio ileopectinea späterhin eine relativ gute Gehfähigkeit wieder her, indem sich der Schenkelhals gegen die Spina anterior inferior anstemmt, in welcher Stellung er durch den Zug besonders des inneren Schenkels des Ligamentum Bertini und der hinteren Kapselwand gehalten wird*). Die Flexion im Hüft- und Kniegelenk ist allerdings aufgehoben, da auch die vom Tuber ischii entspringenden Flexoren des Unterschenkels nicht mehr normal fungieren können.

Therapie. Es hat sich eine grosse Anzahl von Chirurgen (*Malgaigne*, *Roser*, *Hueter*, *Busch*, *Kocher*, *Bigelow*) mit der Repositions-Frage beschäftigt und es sind daraus viele verschiedene Ansichten resultiert. Ich gehe auf dieselben nicht genauer ein, sondern gebe nur die allgemein als rationell anerkannten.

Steht der Kopf noch ganz dicht am Kapselriss, ist also nicht auf das Schambein hinaufgetreten (Luxatio pubica incompleta), so wird bei horizontaler Lage des Patienten eine Flexion bis zum R (event. mit Zerreissung der hinteren Kapselwand) das Ligamentum Bertini erschlaffen und ein Herabgleiten des Kopfes nach der Pfanne gestatten. Lässt man nun eine Rotation nach innen folgen, wobei der grosse Trochanter einen Bogen um die Insertionsstelle des inneren Schenkels des Ligamentum Bertini beschreibt, so schlüpft der Kopf durch den Kapselriss in die Pfanne**). Also: Flexion bis zum R, Ro-

*) *Lossen* l. c. pag. 44 § 47, führt aus der Literatur 2 Fälle an, welche zeigen, wie weit sich selbst bei unreponierter Luxation die Gehfähigkeit wiederherstellen kann.

**) Dass, wie *Lossen* l. c. § 48 meint, bei der Einwärtsrollung der grosse Trochanter durch Spannung des inneren Schenkels des Ligamentum ileo-

tation nach innen. Um den Kapselriss zu vergrössern resp. zu erweitern, kann man nach der Flexion eine Abduction folgen lassen, denn dadurch wird die äussere Lefze des Kapselrisses erschlafft werden. Also: Flexion, Abduction, Rotation nach innen.

Ist der Kopf vollständig auf das Os pubis getreten, so wird es notwendig sein, ihn durch Extension resp. Hyperextension in gestreckter Stellung des Beines einmal der Pfanne näher zu bringen und zweitens über das Schambein herüberzuhebeln. Eine zu gleicher Zeit vorgenommene Abduction wird auch hier wieder den Kapselriss etwas vergrössern und den Kopf dem Pfannenrand nähern. Rotiert man nun das Bein um den inneren Schenkel des Ligamentum Bertini nach innen, so wird die Reposition erfolgen. Also: Extension resp. Hyperextension, Abduction, Rotation nach innen. Der von *Roser* empfohlene direkte Druck auf den Kopf von oben und innen wird jedenfalls zur Erleichterung der Einrenkung beitragen, dagegen glaube ich dies weniger von einer Flexion vor der Rotation nach innen. Allerdings wird, worauf *Kocher* Wert legt, das Ligamentum Bertini dadurch erschlafft, aber dieser Vorteil wird dadurch compensiert, dass nach der Erschlaffung die Rotation nach innen viel weniger wirksam wird ausgeführt werden können.

Bei allen Einrichtungsversuchen mittelst Flexion liegt der Kranke auf einer Matratze auf der Erde und ein Assistent fixiert das Becken, bei der Hyperextensions-Methode muss das Bein frei nach hinten bewegt werden können, der Patient muss daher an den Tischrand gelagert werden.

Die Narcose ist schon aus rein menschlichen Gründen geboten.

Zur Nachbehandlung genügt ruhige Bettlage.

---

femorale festgestellt wird, kann ich nicht zugeben, da nur der äussere Schenkel des genannten Bandes einen Einfluss auf den Trochanter hat.

Luxatio infrapubica.

Bei den hier zu besprechenden Verrenkungen ist der Kopf durch einen vorn und unten liegenden Kapselriss aus der Pfanne ausgetreten und steht dann entweder im Foramen obturatorium oder genauer auf der Membrana obturatoria, Luxatio obturatoria. (Luxation auf das Foramen ovale, *Bigelow*) oder er ist noch weiter nach innen abgewichen (Luxatio perinealis).

Mechanismus. Bezüglich ihres Entstehens ist bereits pag. 86 das Nähere gesagt, es sei nur noch hinzugefügt, dass in sehr seltenen Fällen die Luxationen nach vorn und unten auch in gestreckter Stellung des Beines eingetreten sind.

Am häufigsten befindet sich das Bein kurz vor dem Eintritt der Luxation in Flexion, Abduction, Rotation nach aussen, das ist in der sogenannten kauernden Stellung, wobei die Flexion vom Oberschenkel oder in nach vornüber gebückter Stellung, wobei die Beugung vom Becken ausgeht.

Symptome. Unter den Symptomen ist auch hier wieder die Stellung des Beines in Flexion, Abduction und Rotation nach aussen charakteristisch. Dieselbe wird erhalten durch das in der Regel unzerrissene Ligamentum ileo-femorale (*Busch, Bigelow*) und durch die vordere obere Kapselwand (*Roser, König*). Der Grad der Flexion und Abduction giebt einen Anhalt für die Stellung des Kopfes; denn je mehr derselbe nach innen abgewichen ist wie bei der Luxatio perinealis, desto erheblicher wird infolge der Spannung des Ligamentum Bertini und der vorderen Kapselwand die Abductions- und Flexions-Stellung sein.

Da der Kopf tiefer als die Pfanne steht, so ist das Bein verlängert. Durch Becken- und Wirbelsäulenverschiebung können die Abduction, Flexion und Längendifferenz jedoch modificiert werden, und auch die Rotation nach aussen kann, wie *Bigelow* meint, eine sehr geringe sein, wenn der innere Schenkel des Ligamentum ileo-femorale zerrissen ist. Die Längendifferenz wird nur bei genauer Fixierung des Beckens zu constatieren sein und der Grad der Flexionsstellung bei Ausschluss der Möglichkeit für den Patienten eine Lordose der Lendenwirbelsäule zu bilden. Bezüglich der Längendifferenz bei der Lux. obturatoria hat sich *Lauenstein* nach eignen Beobachtungen in neuster Zeit dahin ausgesprochen, dass er zu der *Malgaigne*'schen Ansicht neige, das Bein sei verkürzt, so auch in einem neuerdings beschriebenen Falle, wobei er eine Verkürzung von $2^1/_2$ cm constatieren konnte.

Meist gelingt es den unter den Adductoren stehenden Kopf in der Gegend des Foramen ovale direkt oder vom Mastdarm aus zu fühlen oder ihn sich durch passive Bewegungen fühlbar zu machen. Dieselben sind in geringem Grade ausführbar nach den Richtungen des luxierten Beines, also in Abduction und Rotation nach aussen.

Wie bei allen Hüftgelenk-Luxationen so fehlt auch hier der durch den Trochanter gebildete Vorsprung, die ganze Hüftgegend ist abgeflacht (vertieft), während die vordere Fläche des Oberschenkels dicht unter dem Ligamentum Poupartii verbreitert erscheint.

Bei der Luxatio perinealis ist der Kopf noch weiter medianwärts an den Ramus descendens ossis pubis abgewichen. Ein charakteristisches Symptom ist die Harnverhaltung mit Schmerzen in der Harnröhre. Die Harnretention kann auch nach der Reposition noch einige Zeit fortbestehen.

Diagnose. Das Erkennen der Luxation ist nach gewissenhafter Untersuchung und Verwertung der Symptome leicht. Durch die Rotation nach aussen kann die Möglichkeit einer losen Fractura colli femoris auch hier wieder in Frage kommen, Bezüglich der Differenzierung gilt auch hier das pag. 86 bereits Gesagte.

Prognose. Auch wenn die Luxation unreponiert bleibt, stellt sich eine leidlich gute Gehfähigkeit bei der obturatoria wieder her. Die Abductions- und Flexionsstellung sind bei ihr so wenig erheblich, dass sie durch Beckenverschiebung grossenteils ausgeglichen werden können, und der luxierte Kopf erhält im Foramen ovale und indem er sich noch gegen den Ramus horizontalis ossis pubis stützt, allmählich eine sichere Stellung. Anders verhält es sich bei der Luxatio perinealis. Bei ihr ist wegen der bedeutenderen Abductions- und Flexions-Stellung das Gehen unmöglich.

Therapie. Die Reposition geschieht wiederum durch Flexion in der pathologischen Stellung des Beines, wodurch sowohl die vordere Kapselwand, als auch das Ligamentum *Bertini* erschlafft werden, dann Rotation nach innen, wodurch der Kopf dem Kapselriss resp. dem Pfannenrand genähert wird, und Adduction, wodurch das Eintreten des Kopfes in die Pfanne erfolgt. Also: Flexion des abducierten, nach aussen rotierten Beines, Rotation nach innen und Adduction. Hat der Kopf sehr tief gestanden, oder ist er durch die Flexion tiefer getreten, so kann es vorkommen, dass derselbe bei der nach der Flexion folgenden Rotation nach innen am unteren Pfannenrande herumgleitet und sich dadurch die Luxatio obturatoria in eine ischiadica verwandelt. *Lauenstein* hat neuerdings in den Jahrbüchern der Hamburger Staatskrankenanstalten (1890) einen Fall beschrieben, bei welchem sich beim Versuch der Einrenkung einer L. obturatoria dieselbe in eine typische L. iliaca verwandelte und umgekehrt die iliaca wieder in eine obturatoria überging. —

Es handelt sich hier also um den Uebergang einer Luxation nach vorn in eine solche nach hinten und *Lauenstein* ist der Ansicht, dass hierbei die Chloroform-Narcose als günstiges Moment anzusehen ist, da dadurch die Muskelwirkung ausgeschaltet wird und der lange Hebelarm, an dem der Chirurg arbeitet eine sehr grosse Einwirkung auf den kurzen (Hals und Kopf) zulässt. Auch *Fischer* hat in neuerer Zeit eine Umwandlung einer Luxation nach vorn in eine nach hinten beschrieben u. z. einer L. pubica in eine ischiadica. *Lauenstein* betont wohl sehr mit Recht, dass wir aus solchen Umwandelungen zu lernen haben, von zu grosser Kraftaufwendung und zu raschen Bewegungen abzustehen, damit nicht der Kopf an dem primären Kapselriss vorbeigleitet und eine secundäre Stellung einnimmt. Um zu vermeiden, dass eine L. obturatoria in eine L. nach hinten übergeht, ist es zweckmässig mit der Flexion zugleich einen Zug nach oben ausüben. Also: Flexion, Zug, Rotation nach innen und Adduction. Ist umgekehrt der Stand des Kopfes ein sehr hoher gewesen, dicht am Os pubis, so wird es sich empfehlen, dem eigentlichen Repositions-Manöver eine Extension in gestreckter Stellung vorauszuschicken.

3. Luxatio supraglenoidalis.

Mechanismus. Die Luxation direkt nach oben gehört zu den selteneren Formen. Sie entsteht wahrscheinlich am häufigsten durch Hyperextension, starke Addution und Rotation nach aussen, wie *R.* und *E. Blasius* nachgewiesen haben. Jedoch ist ihr Mechanismus noch nicht sicher festgestellt. Sie kann auch aus einer Luxatio iliaca durch starke Rotation nach aussen *(Roser)* oder aus einer Luxatio ileopectinea *(Hueter)* hervorgehen. Auch über die Stellung des Kopfes lauten die Angaben verschieden. Er wird entweder dicht unter der Spina anterior inferior, zwischen ihr und dem Pfannenrand, oder oberhalb der Spina anterior inferior, zwischen dieser und der Spina anterior superior (Luxatio interspinosa) in der Incisura semilunaris oder endlich nach aussen von der Spina anterior inferior *(Hueter)* gefunden.

Symptome. Der Kopf ist an den oben angegebenen Stellen zu fühlen und zu sehen, denn er bildet dort eine kugelige Hervorwölbung unter der dünnen Weichteildecke. Das Bein steht in Streckung, Rotation nach aussen und ist dabei meist adducirt; ferner ist es verkürzt und zwar mehr oder weniger je nach der Entfernung des Kopfes von der Pfanne und je nach dem Grade der Adductions-Stellung. Die Verkürzung wird im Allgemeinen bis zu 3 cm angegeben. Bewegungen sind aktiv garnicht, passiv nur in sehr geringem Grade ausführbar.

Diagnose. Man hat zu differenzieren zwischen der Lux. pubica und der Fract. colli femoris. Gegen beide spricht der Stand des Kopfes und ein wichtiges Unterscheidungsmittel von der losen Schenkelhalsfractur, mit welcher die Lux. supracotyl. wegen der Rotation des Beines nach aussen und der Verkürzung verwechselt werden könnte, ist die fast absolute Unmöglichkeit passiver Bewegungen bei der letzteren und die freie Beweglichkeit bei ersterer.

Therapie. Die Reposition gelingt am Besten durch Flexion resp. Hyperflexion *(Hueter)* und Rotation nach innen, während man zugleich durch direkten Zug oder Druck von oben her den Kopf der Pfanne nähert. *Hueter* giebt den Rat, durch Hyperflexion und Rotation nach innen die Luxation in eine Iliaca zu verwandeln und diese dann zu reponieren.

Bigelow's Lux. anterior .obliqua (schräg nach vorn) sei hier kurz erwähnt. — Sie ist stets „mit bedeutender Zerreissung der das Gelenk umgebenden Gewebe verbunden, zuweilen sogar eines Theils des Y-Ligaments".

Das Bein ist dabei stark verkürzt, nach aussen rotiert und kreuzt in schräger Richtung den gesunden Oberschenkel.

4. Luxatio subglenoidalis.

Es wurde bereits bei Besprechung der Lux. obturatoria und ischiadica erwähnt, dass bei den Reductions-Manövern beide in einander übergehen können, wenn der Kopf am unteren Pfannenrande nach hinten resp. nach vorn ausgleitet. Es ergiebt sich daraus, dass der Kopf wenigstens momentan die Stellung direkt unter der Pfanne einnehmen muss. Er kann jedoch auch dort stehen bleiben und auch primär dorthin treten, wodurch die Lux. subglenoidalis zur Beobachtung kommt.

Mechanismus. Ueber den Mechanismus dieser Verrenkung sind die Ansichten geteilt. Sie soll entstehen entweder durch Hyperextension, starke Adduction und Rotation nach aussen *(Blasius)* oder durch forcierte Adduction *(Gellé)*. A priori würde auch das direkte Austreten des Kopfes durch einen unteren Kapselriss bei stark flectiertem Schenkel und fixiertem Becken wohl denkbar sein, wenn zugleich vom Knie her in der Richtung des Femur eine Gewalt den Kopf nach unten treibt. Es bildet sich dann ein Hypomochlion am oberen Pfannenrand, über welches der Kopf herübergehebelt wird.

Symptome. Die Symptome sind hier weniger constant und charakterisch, weil eine ganz reine Lux. infraglenoidalis sehr selten vorliegt, sondern sich die Stellung mehr der obturatoria oder ischiadica nähert. Danach ändern sich die Symptome im Sinne dieser Verrenkungen in grössere oder geringere Ab- resp. Adduction, Rotation nach aussen resp. nach innen, nur die stets erhebliche Flexion und die Verlängerung des Beines sind constant. Passive Bewegungen sind nach der Beugeseite hin in geringem Grade ausführbar.

Diagnose. Gemäss diesen Erörterungen kann eine exacte Diagnose Schwierigkeiten machen, da auch der Kopf nicht immer deutlich zu fühlen ist. Immerhin aber wird die Flexions-Stellung einen wesentlichen Anhalt geben, da sie weder bei der obturatoria noch bei der ischiadica gleich hochgradig ist.

Prognose. Gelingt die Einrichtung nicht, so ist nach den Beobachtungen, welche *Bigelow* angiebt, jedenfalls spätere Gehfähigkeit möglich, sogar Rotation nach aussen und innen. „Offenbar fand in diesen Fällen der Knochen einen festen Stützpunkt unter der Gelenkpfanne, die einerseits im Stande war, das Körpergewicht beim Gehen zu tragen und andererseits dem Gelenkkopf eine freie Rotation auf ihrer convexen Oberfläche gestattet“, richtiger auf der convexen Oberfläche des unteren Pfannenrandes.

Therapie. Die Reposition erfolgt am leichtesten durch weitere Flexion des Beines, wodurch der Kopf über den unteren Pfannenrand herübergehoben wird, und durch Zug nach oben.

Ist der Kopf weiter nach hinten oder vorn abgewichen, so sind die für die Reposition der Lux. ischiadica resp. obturatoria (cfr. pag. 85 und 92) angegebenen Methoden in Anwendung zu bringen.

Schliesslich sei erwähnt, dass auch beiderseitige Luxationen der Oberschenkel beobachtet worden sind, welche teils in der gleichen, teils in verschiedener Richtung erfolgt waren.

5. Luxatio centralis.

Ein von *Lauenstein* neuerdings mitgeteilter Fall einer Verrenkung des Kopfes in das Becken nach Zertrümmerung der Pfanne giebt mir Veranlassung dieser Luxationsform zu gedenken, welche ihrer grossen Seltenheit wegen in den früheren Auflagen nicht erwähnt ist.

Die Dislocation des Femurkopfes in das Becken ist selbstverständlich nur dann möglich, „wenn die Pfanne zertrümmert ist, also eine ausgedehnte Beckenfractur vorliegt". Ist die Verletzung eine uncomplicierte, so liegt die Hauptaufgabe der Therapie darin den Kopf in die normale Lage zu bringen und dort zu erhalten so lange bis die Beckenfractur geheilt ist.

Luxatio coxae congenita.

Da es sich bei der sog. congenitalen Hüftgelenksverrenkung stets um mehr weniger verbildete und hochgradig veränderte Teile des Gelenks handelt, so ist die unzweifelhaft berechtigte Frage aufgeworfen worden, ob man den hier vorliegenden pathologischen Befund überhaupt als Luxation bezeichnen dürfe, da ja zu keiner Zeit ein normaler Kopf, oder eine normale Pfanne, oder normale Band- und Kapsel-Verhältnisse bestanden haben, sondern es sich um angeborene Verkümmerungen dieser Teile handelt, der Kopf niemals in der Pfanne war, also auch nicht aus ihr herausgetreten sein kann. Unter diesen Voraussetzungen gilt aber die Bezeichnung: „angeborene Verrenkung" so allgemein, dass sie überall richtig verstanden wird.

Aetiologie. Die Entstehungsgeschichte der in Rede stehenden Anomalie ist zur Zeit noch sehr dunkel und beruht auf

Vermutungen. Es stehen sich Hypothesen gegenüber, welche zu frühe Verknöcherung des Y-Knorpels, intrauterine traumatische, entzündliche, paralytische oder Kontractur-Zustände als letzte Ursache annehmen, oder primäre Hemmung des Knochenwachstums. Nach *Lorenz* kommen nur zwei Theorien in Betracht u. z. die originäre Entwickelungshemmung der Pfanne oder des Kopfes und die primäre Luxation durch intrauterine Zwangshaltungen des Oberschenkels. Dabei ist es ferner wahrscheinlich, dass primär durch unbekannte mechanische Einflüsse, begünstigt durch zu geringe Höhe und grosse Nachgiebigkeit des knorpligen hinteren Pfannenrandes, eine Subluxation des Schenkelkopfes nach hinten eintritt und dass sich secundär eine erhebliche Dickenzunahme des Pfannenbodens ausbildet, da der Druck des Kopfes fehlt, wodurch sich das Missverhältniss zwischen Pfannenhöhlung und Kopf natürlich je länger desto mehr herausstellen muss. Woraus sich die Thatsache erklärt, dass die congenitale Hüftgelenksluxation häufiger beim weiblichen, als beim männlichen Geschlecht vorkommt, ist bis jetzt absolut unklar, aber die Statistik ergiebt, dass das weibliche Geschlecht etwa siebenmal häufiger erkrankt ist, als das männliche; ferner ist nach der von *Lorenz* zusammengestellten Statistik über 671 Fälle die einseitige Verrenkung nicht ganz doppelt so häufig als die beiderseitige und die linke etwas häufiger als die rechte.

Pathologische Anatomie.

Die Pfanne ist stets nur rudimentär entwickelt oder fehlt überhaupt, nur ist der Pfannenort meist deutlich kenntlich, was für die operative Behandlung von sehr grosser Wichtigkeit ist. Sie stellt entweder nur ein flaches Grübchen dar mit kaum erhabenen Rändern oder nur an einer Seite der Circumferenz zeigt sich eine niedrige Andeutung eines eigentlichen Pfannenrandes. Die Oberfläche der Pfanne kann mit der sie zeltförmig überspannenden vorderen Kapselfläche ausgedehnt verwachsen sein, so dass der alte Gelenkraum mehr weniger vollständig obliterirt ist, oder es kann auch eine flache Höhle erhalten bleiben. In seltenen Fällen ist das Pfannengrübchen mit kleinen, Exostosen ähnlichen, Prominenzen besetzt. Der Pfannenboden verdickt sich allmälig durch Wachsthumszunahme, so dass die Pfanne immer flacher wird, schliesslich kaum noch eine Spur von Concavität zeigt, ja sogar flach convex werden kann. Der bald nach der Geburt vorhandene Knorpelüberzug des Pfannenbodens verdünnt sich frühzeitig und es tritt ein periostähnlicher Ueberzug an seine Stelle, aus dem später straffes Bindegewebe in mehr weniger dicker Lage hervorgeht. Das Knorpellager des Pfannengrundes ist stets sehr dick, was von grosser Wichtigkeit für tiefe Ausmeisselung bei der operativen Pfannenbildung nach *Hoffa* ist.

Am oberen Femurende stellt sich im Allgemeinen eine mit dem Alter zunehmende Atrophie ein. Der Kopf ist meist klein und abgeplattet, so dass er von *Lorenz* seiner Gestalt nach mit einem Puffer der Eisenbahnwagen verglichen wird. Der Knorpelüberzug bleibt gewöhnlich erhalten, die Ränder sind gegen den kurzen Hals hin umgekrempelt.

Der Hals ist auffallend kurz und je mehr er verkürzt ist, um so weniger lässt sich seine Richtungsabweichung angeben. Aus der Kürze des Halses lässt sich auch erklären, warum die Trochanterspitze über oder in gleicher Höhe mit dem oberen Kopfpole stehen muss. *Lorenz* glaubt, dass hierfür die veränderte Neigung des Halses, die überhaupt nicht wesentlich sei, nicht verantwortlich zu machen sei. Praktisch überaus wichtig ist die Anteversion des Halses.

Das Ligamentum teres fehlt bei Kindern über 4 Jahren in der Regel, denn obleich es ursprünglich normal beschaffen ist, geht es doch durchschnittlich vom 5. Lebensjahre an meist zu Grunde.

Die Kapsel stellt einen mehr weniger langen Schlauch dar, der in seinem oberen Verlaufe u. z. am hinteren oberen Pfannenrande eine Verengerung zeigt, die zum Teil Folge des Druckes des schleifenförmig darüber hinweg ziehenden M. ileopsoas ist, zum Teil auf Dehnung beruht, weil der von der Kapsel eng umschlossene Kopf sich mit den Jahren immer weiter von der Pfanne entfernt. Auffallend ist die Dicke der Kapsel, die $^1/_2$ bis 1 cm betragen kann. Sie ist eine Folge der veränderten Function, denn die Kapsel stellt im Verein mit dem Lig. teres, so lange es erhalten ist, das fibröse Aufhängeband des Rumpfes dar, wodurch auch die erhebliche Verlängerung erklärt wird. Die hintere Wand der Kapsel bedeckt überall den Kopf und liegt ihm so eng an, dass seine Contouren deutlich zu Tage treten. Die vordere Wand überzieht das flache Pfannengrübchen straff und bildet mit dem flachen Pfannenboden eine enge Tasche.

Die Muskulatur zeigt Veränderungen von der grössten praktischen Bedeutung; zum Teil tritt eine nutritive Verlängerung, zum Teil Verkürzung ein, je nachdem Anfangs- und End-Punkte der Muskeln in Folge der pathologischen Stellung des Kopfes einander näher gerückt sind, oder von einander entfernt wurden und je nachdem es ihnen unmöglich gemacht wird den kürzesten Weg zwischen ihrem Ursprung und Endpunkt zu nehmen, weil der verrenkte Kopf ihnen im Wege steht. Ganz besonders tritt die Verlängerung beim M. ileopsoas hervor, denn er wird durch die auf ihm lastende Gewalt des Rumpfes beträchtlich gedehnt. Da sich der Zug dieser Last aber auch auf die Ansatzpunkte des Muskels an der Vorderfläche der Lendenwirbelsäule fortpflanzt, so glaubt *Lorenz*, dass hierin mit eine Ursache für die hochgradige Lordose der Lendenwirbelsäule liegt (cfr. Symptome). *Lorenz* teilt alle hier in Betracht kommenden Muskeln in drei Gruppen: 1) die pelvitrochantere, 2) die pelvifemorale, 3) die pelvicrurale Gruppe. Die Resultate seiner diesbezüglichen Untersuchungen sind folgende: „die pelvitrochanteren Muskeln unterliegen einer Verlängerung und können demnach unter keinen Umständen als Hinderniss der Herabholung des Kopfes betrachtet werden. Von den pelvifemoralen Muskeln müssen nur die am unteren Ende der Diaphyse sich inserierenden medialsten Portionen des Adductor magnus, in geringerem Grade auch der Addutor longus eine Verkürzung erleiden, während alle anderen Fasern der genannten Muskelgruppe eine thatsächliche Verlängerung erfahren. Die pelvicrurale Gruppe endlich zeigt eine der Verschiebungsgrösse des Kopfes adäquate Verkürzung, durch welche der Herabholung des Kopfes das wesentlichste Hinderniss entgegengesetzt wird" (cfr. Therapie). Auch die Richtung derjenigen Muskeln erleidet eine Aenderung, die zur Längsaxe des in indifferenter Streckstellung befindlichen Oberschenkels mehr weniger winklig verlaufen. Diese Richtungsänderung bezieht sich daher besonders auf die pelvitrochanteren Muskeln und weil der untere Rand des Glut. max. den Stand der Glutaeal-Falte bedingt, so muss die Richtungsveränderung dieses Muskels in eine mehr horizontale Lage auch auf die Lage der genannten Falte von Einfluss sein (cfr. Symptome). Da ferner die Trochanterspitze in gleicher Höhe mit der Spina ant. sup. steht, so muss der M. glut. med. horizontal gelagert sein und kann nicht, wie normaler Weise, mehr weniger grade nach abwärts verlaufen. Ebenso hat sich die fast senkrechte Lage des fächerförmigen Glut. min. zum grössten Teile in eine horizontale verwandelt.

Symptome. a) Einseitige Verrenkung. Die Inspection zeigt Flachheit der kranken Gesässhälfte, Verbreiterung derselben durch seitliche Verschiebung des Trochanter, die Glutaealfalte ist flacher, ihr lateraler Teil steigt zum Trochanter auf, sie steht in der Regel tiefer, als die der normalen Seite, kann aber auch höher gefunden werden, wenn das kranke Bein als Standbein benützt wird und die Verkürzung durch Senkung der Beckenhälfte der gesunden Seite ausgeglichen wird. Die Lendenwirbelsäule zeigt eine nach der gesunden Seite hin convexe Scoliose. In der Regel besteht eine Abmagerung der Gesässhälfte der kranken Seite und Atrophie des ganzen Beines. Die Verkürzung des Beines ist deutlich erkennbar entweder an der gleichseitigen Beckensenkung, oder an der Spitzfuss-Stellung des kranken Beines. Bei horizontaler Lage des Kindes lässt sich die Verkürzung manchmal durch leichten Zug ausgleichen, wobei man das Herabgleiten des Kopfes an der hinteren Beckenwand fühlt. Hierbei ist jedoch grosse Vorsicht notwendig um dieses „Glissement" von einer Beckensenkung zu unterscheiden. Bei der passiven Extension bleibt die Gesässmuskulatur vollständig schlaff, während sich die Adductoren, Flexoren des Unterschenkels und der Quadriceps als passiv gespannte Stränge deutlich durchfühlen lassen, was niemals unter normalen Verhältnissen gelingt.

Die Beweglichkeit ist ähnlich der eines Schlottergelenkes. Bei ganz jungen Kindern ist sogar Ueberstreckung möglich, ferner Adduction bis über die Inguinalfalte der gesunden Seite, ebenso sehr vermehrte Rotation. Die Abduction ist wegen der Spannung der Adductoren stets eingeschränkt, die Flexion dagegen bei älteren Kindern oft vermindert. Selbst die extremsten passiven Bewegungen sind schmerzlos, jedoch ergeben einige Beobachtungen, dass mitunter der Gebrauch des luxierten Beines mit heftigen Schmerzen verbunden sein kann. Weil endlich das Bein am Becken keine knöcherne Stütze findet, so muss Hinken bestehen.

b) Beiderseitige Luxation. Die beiderseitige Rückverlagerung der Unterstützungspunkte des Beckens bedingt eine gleichmässige Steilstellung des letzteren mit entsprechender Lordose der Lendenwirbelsäule, wozu auch noch der Zug des M. ileopsoas (cfr. oben) das seinige beiträgt. Hieraus resultiert ferner das Ueberhängen des Unterleibes. Die gleichmässige Rundung der Gesässbacken ist verloren gegangen und hat einer Abflachung Platz gemacht, die Trochanterengegend prominiert jederseits unterhalb der Darmbeinkämme an ungewohnter Stelle, das Perineum ist verbreitert, die Innenflächen der Oberschenkel liegen nicht aneinander, je nach dem höheren oder tieferen Stande des einen oder anderen Kopfes findet sich neben der

Lordose auch eine Scoliose der Lendenwirbelsäule und beim Gehen ist vor allen Dingen der watschelnde Gang auffallend.

Diagnose. Wenn auch aus den genannten Symptomen die Diagnose mit grosser Wahrscheinlichkeit zu stellen sein wird, so muss doch die manuelle Untersuchung oft zu Hülfe kommen. Es gelingt in der Mehrzahl der Fälle ein direktes Umfassen des Kopfes mit einer Hand, während die andere unter gleichzeitigem leichten Zuge Rotation ausführt, dabei lässt sich konstatieren, dass der Kopf über der *Roser-Nélaton*'schen Linie steht. Bei Neugeborenen bietet die Diagnose stets ihre grossen Schwierigkeiten, kann unter Umständen sogar unmöglich sein, wenn z. B. die Gesässgegend sehr fettreich ist.

Die Prognose ist natürlich schlecht quoad restitutionem ad integrum, denn es liegt selbstverständlich keine Möglichkeit vor normale Verhältnisse wiederherzustellen. Die Bestrebungen der Chirurgen und Orthopäden haben aber in den letzten Jahren dahin geführt, dass quoad functionem doch ein bedeutender Fortschritt in sofern gemacht worden ist, als es in vielen Fällen gelang wenigstens nahezu normale Gebrauchsfähigkeit der betreffenden Beine zu erreichen und es koncentriert sich nunmehr das Hauptinteresse, bezüglich der Prognose, auf die Behandlungsmethode, ob dieselbe auf blutigem oder unblutigem Wege die Besserung des Leidens zu bewerkstelligen sucht. Dabei sprechen also allgemein chirurgische Erfahrungen mit, denn wenn auch der Operateur die Gefahren der komplicierten Wundverhältnisse bei der Operation zu überwinden im Stande sein muss, so sind doch schon Todesfälle beobachtet worden, die der Operation zugeschrieben werden mussten (Broca), sodass also die gute Prognose der operativen Behandlung abhängig ist von dem durchaus normalen Wundverlauf. Da diese Bedenken aber bei der unblutigen Behandlung ganz fortfallen, so wird sie von ängstlichen Patienten oder deren Eltern resp. Angehörigen immer bevorzugt werden, zumal da es wenigstens nach dem heutigen Stande der Behandlungsfrage ganz und gar noch nicht entschieden ist, ob nicht durch die unblutige manuelle und instrumentuelle Behandlung mindestens das gleiche, vielleicht ein besseres Resultat erreicht wird, wie durch die Operation *(Paci, Mikulicz, Schede)*.

Bezüglich des Alters, in welchem die eine oder andere Behandlungsmethode geübt werden soll, lassen sich selbstverständlich keine allgemeinen Regeln aufstellen. Aus den bisherigen Erfahrungen aber ergiebt sich, dass etwa bis zum 7. Lebensjahre die unblutige Methode *(Paci-Lorenz)* zu bevorzugen ist, vom 7.—12. Jahre scheint die blutige (Pfannenbildung nach *Hoffa*) bessere Resultate zu geben; für noch ältere Patienten wird der betreffende Operateur je nach seiner Erfahrung die eine oder andere Methode zu wählen haben. Die wenigen übrig bleibenden, unheilbaren Fälle werden dann der Resection oder Arthrodese zu unterwerfen sein.

Ein Nachteil der unblutigen Methode wird es immer sein, dass die Behandlungsdauer sich über Monate, event. Jahre erstrecken muss, wodurch nachteilige Folgen für die Entwickelung des Körpers überhaupt eintreten können. Der Zeitpunkt der Operation ist für die Prognose insofern von Bedeutung, als die bisherigen Erfahrungen gelehrt haben, dass das geeignete Alter für die Ausführung derselben durchschnittlich das 2.—8. Lebensjahr ist.

Therapie. Die Behandlung kann eine blutige, operative oder unblutige maschinelle sein. Die bisherigen Erfahrungen, welche beim Betreten beider Wege gesammelt worden sind, sprechen dafür, dass jüngere Kinder die für die mechanische Therapie geeigneten Objecte sind, ältere dagegen sich mehr für die Operation eignen. Die Begründung und Einführung der operativen Methode in die Chirurgie ist das Verdienst von *Hoffa*, ihm schloss sich *Lorenz* an, und ihnen beiden gebührt das Hauptverdienst für die Ausarbeitung der Behandlungsmethoden. Sie erkannten bei den Operationen, dass das Haupthinderniss für die Reposition allein die Weichteile — Muskeln und Kapsel — seien und dass auch der an den Pfannenort durch Extension reponirte Kopf dort keinen sicheren Halt findet, weil die Pfanne, wenn überhaupt vorhanden, so nur durch ein flaches Grübchen angedeutet ist, in welchem der ebenfalls veränderte flache Kopf keinen Stützpunkt finden kann. Aus diesen Erfahrungen ergab sich einmal die Notwendigkeit der Beseitigung der Weichteilhindernisse, und zweitens die der künstlichen Fixation des Kopfes an dem Pfannenort durch Bildung einer genügend tiefen Pfanne. Um der ersten Forderung gerecht zu werden, operierte *Hoffa* anfänglich mit subperiostaler Ablösung der Kapsel und sämmtlicher Muskelinsertionen am Trochanter major und minor, also gewissermassen mit Skelettierung des oberen Femurendes. Nachdem dasselbe auf diese Weise beweglich gemacht ist, gelingt seine Reposition an den Pfannenort und es wird nun zum zweiten Akt der Operation, der Vertiefung des rudimentären Pfannengrübchens geschritten. Der Umstand, dass an dieser Stelle der Beckenknochen gewöhnlich eine beträchliche Dicke hat, begünstigt die Auslöffelung einer relativ tiefen Pfanne mit überhängendem hinterem Rande, in welcher der reponierte Kopf ein festes Widerlager findet. In neuerer Zeit hat *Hoffa*, wie vor ihm schon *Lorenz* mit völliger Muskelschonung operiert, da auch er als Haupthinderniss für die Reposition die geschrumpfte vordere Kapselwand erkannte. Grosses Gewicht legt er aber auf die Herstellung einer breiten und tiefen Pfanne.

Durch die Studien über die nutritive Verkürzung, oder Verlängerung der Muskulatur ist *Lorenz* zu der Ueberzeugung gelangt, „dass die Reposition des congenital luxierten Hüftgelenkes bedingungslos unter absoluter Schonung sämmtlicher Muskeln ausgeführt werden müsse“, denn für die spätere Gebrauchsfähigkeit des Beines ist es von grösster Wichtigkeit die Muskulatur intact zu erhalten und für die spätere Bewegungsmöglichkeit des Gelenkes müssen dicht an ihm liegende Weichteilnarben hinderlich sein. Nur im äussersten Notfalle nahm *Lorenz* nach dem Vorgange *Hoffa*'s die Durchtrennung der sich stark spannenden pelvicruralen Muskeln in der

Kniekehle vor, musste aber die Erfahrung machen, dass durch die nun plötzlich mögliche excessive Dehnung sämmtlicher Weichteile auch der Nervus ischiadicus derartig gezerrt wurde, dass er „glücklicherweise nur temporär mit Functionseinstellung antwortete". Diese Erfahrungen haben nun *Lorenz* bestimmt die Muskeldurchschneidungen gänzlich aufzugeben und die Widerstände der Reposition vor und während der Operation durch eine langsam und unfehlbar sicher wirkende Extensionsschraube zu überwinden, denn zur Zeit der Operation muss der Kopf bis zur Spina ilei ant. inf. herabgeholt sein „damit die Vorderkapsel sich an richtiger Stelle zur Eröffnung präsentiere!" Nach Eröffnung der Kapsel ist es meist notwendig das obere Femurende geeignet zu formieren, danach ist die knöcherne Pfanne so weit zu vertiefen, dass der reponierte Kopf einen genügenden Halt findet und keine Reluxation eintritt, wenn das Bein in indifferenter Streckstellung gehalten wird. Der eigentlichen Wundbehandlung, die bei normalem Verlauf in ca. 4 Wochen beendet ist, während die Beine im Gypsverband in Spreizstellung fixiert gehalten werden, folgt eine Nachbehandlung mittels Gymnastik und Massage. Die Kinder sollen dann viel stehen und gehen und zur Kräftigung der Muskulatur Widerstandsbewegungen machen. *Lorenz* resumiert, was die Gefahren der Operation anlangt nach eingehender Abwägung seiner und *Hoffa's* Methode, dass die erstere unter der selbstverständlichen Voraussetzung peinlichster Beachtung der aseptischen Vorsichtsmassregeln eine gefahrlose ist.

Die Ausbildung der unblutigen Behandlung der congenitalen Hüftgelenkluxation verdanken wir einer Anzahl namhafter Chirurgen, denen als Pfadfinder *Agostino Paci* voranging, der bereits im Jahre 1888 seine Methode auf Grund günstiger Behandlungsresultate empfahl und der neuerdings energisch, *Lorenz* gegenüber, seine Prioritätsrechte geltend macht*). Auch

*) Wiener klin. Wchschft. No 26. 1896.

Mikulicz und *Schede* haben sich mit Erfolg der unblutigen Behandlung bedient. Aus allen Bestrebungen geht hervor, dass erstens die Reduction durch Herabholung des Kopfes an den Pfannenort erreicht werden muss, dann die Reposition in die rudimentäre Pfanne durch Einführung des Kopfes in die Pfannentasche (*Lorenz*) — cfr. pathol. Anat. — und schliesslich die Bildung einer Nearthrose anzustreben ist. *Paci* giebt unter genauer Beachtung der pathologischen Anatomie und der jeweiligen Stellung des Kopfes 4 Tempi an, welche ihn sehr oft in einer Sitzung selbst ohne Narcose zu einem überraschend guten Ziele geführt haben. I. Tempo: Flexion im Hüft- und Kniegelenk um den Kopf möglichst tief in das Pfannenniveau zu bringen. II. Tempo: Leichte Abduction, wodurch der Kopf mehr nach vorn gegen den Pfannenort gedrängt wird, doch können Verbindungen des Kopfes und Halses oder hochgradige Adductoren-Verkürzung die Erreichung dieses Zieles verhindern. Die nun folgende Rotation nach aussen (III. Tempo) unter Vermehrung der Abduction drängt den Kopf noch mehr in die Gegend der normalen Pfanne und die schliessliche Senkung des Oberschenkels (IV. Tempo) unter Beibehaltung der Aussenrotation und rechtwinkligen Beugung im Kniegelenk bringt den Kopf in das rudimentäre Pfannenlager. Nachdem diese, soweit wie überhaupt möglich, „normale“ Stellung erreicht ist, wird ein Gypsverband angelegt, der mehrere Wochen liegen bleibt, dann darf das Kind zuerst mit Krücken, bald auch nur mit einem Stock gehen, sodass also die Körperlast benützt wird um die anfangs erreichte Stellung des Kopfes zu einer dauernden zu machen.

Schede benützt eine Maschine, welche den herabgeholten und durch Abductionsstellung des Beines am Pfannenort fixierten Kopf dort — als an möglichst normaler Stelle — durch direkten Druck von der Trochanterengegend aus Jahrelang festhält, damit er sich gewissermassen eine Pfanne einschleife. *Mikulicz* berichtet über vollkommene Heilungen, die er im Verlaufe mehrerer

Jahre bei ganz jungen Kindern durch eine Maschine erreicht hat, deren Hauptwirkungen in Extension, Abduction und Aussenrotation bestehen. Nach dem von *Paci* angegebenen Princip hat *Lorenz**) in neuester Zeit die unblutige Behandlung geübt und als die functionelle Belastungsmethode beschrieben. Er unterscheidet gleichfalls 4 Tempi, welche sich nicht wesentlich von denen unterscheiden, die *Paci* angegeben hat. Er legt nach der Herabholung des Kopfes und Eintreibung desselben in die Pfannentasche, besonderen Wert auf die forcierte Ueberstreckung des abducierten Beines zur Bildung eines soliden Pfannenlagers. Hierbei spiele die Elasticität der verkürzten Weichteile eine Hauptrolle, da hierdurch der Kopf an das Pfannengrübchen angepresst wird. Die Dehnung der vorderen, straff über die rudimentäre Pfanne gespannten Kapselwand, erreicht er durch kräftige Aussenrotation. Nachdem auf diesem Wege der Kopf an seine normale Stelle gebracht worden ist, lässt er das Kind umhergehen, damit es sich gewissermassen von selbst den Kopf immer tiefer in die Pfanne hineintrete. Dieselbe wird durch diese functionelle Belastung in ihrem Wachsthum derartig günstig beeinflusst, dass sie sich schliesslich zu einem passenden knöchernen Gehäuse ausgestaltet. *(Lorenz.)*

---

§ 11. Verrenkungen im Kniegelenk.

Die Kniegelenk-Luxationen sind im Allgemeinen seltene Verletzungen, einmal wegen der erheblichen Breite der Gelenkflächen, zweitens wegen der festen Fixierung der Gelenkenden an einander; es gehören deshalb stets grosse Gewalten dazu eine derartige Verrenkung hervorzubringen.

Man unterscheidet auch hier wieder vollständige und unvollständige Luxationen. Die ersteren sind in der Regel

*) Sammlung klinischer Vorträge No. 151/152.

solche nach vorn oder hinten, die letzteren seitliche Verschiebungen; daher die Einteilung in:

1. Luxation nach vorn.
2. Luxation nach hinten.
3. Luxation nach aussen oder innen (in der Mehrzahl unvollständige).

1. Luxation nach vorn.

Die Verrenkung der Tibia nach vorn wird am häufigsten beobachtet, ist jedoch, wenn die Benennung dem Mechanismus Rechnung tragen soll, eigentlich keine Luxation der Tibia, sondern eine des Femur d. h. es liegen hier vice versa dieselben Verhältnisse vor, wie bei der Luxation des Vorderarms (cfr. pag. 52 und 57).

Mechanismus. Die Luxation entsteht dadurch, dass die Condylen des Femur stark gegen die hintere Kapselwand angedrängt werden, diese, die Ligg. lateralia und cruciata zerreissen und nun nach hinten austreten, wodurch die Stellung der Tibia vor dem Femur bedingt wird.

Fig. 14.

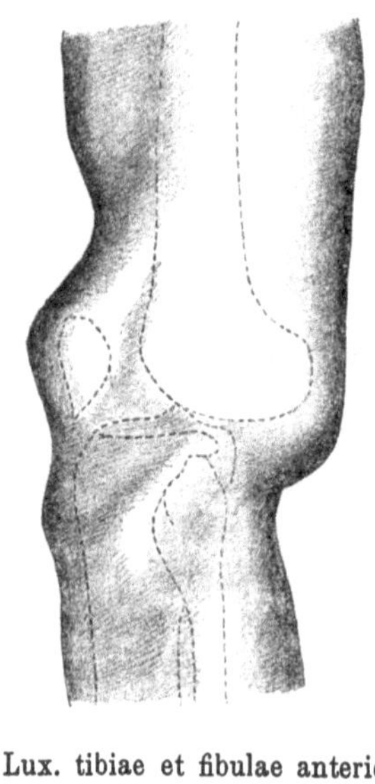

Lux. tibiae et fibulae anterior. (Nach *Lossen.*)

Eine derartige Verschiebung kommt zu Stande durch Hyperextension. Dabei findet der vordere Rand der Condylen des Femur ein Hypomochlion am vorderen Rande der Tibia und es resultirt daraus eine Entfernung der hinteren Ränder beider Knochen voneinander. Bei weiter wirkender Gewalt zerreissen die Bänder und die hintere Kapselwand, wodurch den Condylen des Oberschenkels der Austritt nach unten, hinter die Condylen der Tibia ermöglicht wird, so dass also stricte eine Luxatio femoris nach hinten eintritt.

Die sehr grossen Gewalten jedoch, welche zur Entstehung einer Luxation im Kniegelenk notwendig sind, bedingen nicht selten Weichteilverletzungen und treiben die Knochenenden nicht nur durch die Kapsel, sondern auch durch die Haut und zerstören die grossen Gefäss- und Nerven-Stämme. Bei Einwirkung solch' grosser (meist Maschinen-) Gewalten lässt sich ein bestimmter Entstehungs-Mechanismus oft nicht mehr nachweisen.

Symptome. Die Symptome sind bei der vollständigen Luxation zwar meist sehr deutlich ausgeprägt, jedoch sind Verwechselungen durchaus nicht ausgeschlossen.

Die Kniegelenkgegend ist von vorn nach hinten erheblich verbreitert. Die Gelenkfläche der Tibia ist mehr oder weniger deutlich an der Vorderfläche des Oberschenkels zu fühlen, während die Condylen an der hinteren Fläche des Unterschenkels abgreifbar sind. Die Patella ist etwas nach oben verschoben und liegt meist auf die Kante gestellt in der Vertiefung über der Tibia. Das Bein ist verkürzt und zwar um so mehr, je grösser die Verschiebung beider Knochen gegeneinander ist, es steht in Ueberstreckung. Active Bewegungen sind nicht ausführbar, passiv jedoch kann die Hyperextension gewöhnlich noch etwas vermehrt werden.

Diagnose. Es ist eine Verwechselung mit einer Fractura femoris über den Condylen besonders bei fetten oder sehr musculösen Patienten möglich. Durch den Zug des Quadriceps kann die Patella und mit ihr das Condylen - Fragment incl. Unterschenkel in die Höhe gezogen sein, so dass an der vorderen, unteren Fläche des Oberschenkels eine Hervorragung zu Stande kommt, der an der hinteren Fläche unterhalb des Diaphysen-Fragments eine Vertiefung entspricht.

Die bei der Fractur grössere Beweglichkeit, das Fühlen der gegen die Diaphyse abnorm beweglichen Condylen event. mit Crepitation, die Feststellung der Längendifferenz zwischen dem gesunden und kranken Oberschenkel u. A. sichern jedoch die Diagnose. —

Die Verhältnisse liegen auch hier analog denen bei der Lux. cubiti besprochenen.

Bei der unvollständigen Luxation sind die Symptome weniger hochgradig ausgeprägt, auch pflegt die Patella nicht wesentlich höher zu stehen als am gesunden Knie.

Die Prognose wird getrübt durch die bei vollständigen Luxationen nur zu leicht möglichen erheblichen Quetschungen der grossen Gefässe und Nerven. Dadurch können, besonders wenn der Druck längere Zeit andauerte, auch nach erfolgter Reposition noch Circulationsstörungen, selbst Gangraen, oder Lähmungen eintreten.

Therapie. Die Reposition geschieht durch Zug am Unterschenkel und direkten Druck auf das Gelenkende der Tibia, wodurch in der Regel die Einrichtung leicht erfolgt. — Das Herausheben des hinteren Randes der Tibia-Condylen aus der Fossa intercondylica anterior wird erleichtert durch Hyperextension.

2. Luxationen nach hinten.

Mechanismus. Die Verrenkung der Tibia nach hinten ist die seltenere Form und entsteht meist durch direkte Gewalt, welche entweder das obere Tibiaende von vorn oder das untere Femurende von hinten trifft*).

Bei einem Einjährig-Freiwilligen habe ich die Luxation in folgender Weise entstehen sehen:

> Bei einer Felddienstübung lief der Betreffende einen ziemlich steilen Berg schnell hinab und wollte während des Laufens plötzlich parieren, er stemmte dabei den linken Fuss stark gegen den weichen Lehmboden, schnellte den Oberkörper gewaltsam zurück, fühlte im linken Knie einen heftigen Schmerz und brach sofort zusammen. Etwa eine

*) Beispiele s. bei *Lossen*, l. c.

Stunde nach dem Vorfall sah ich den Verletzten und fand bei ihm eine Luxation der Tibia nach hinten.

Fig. 15.

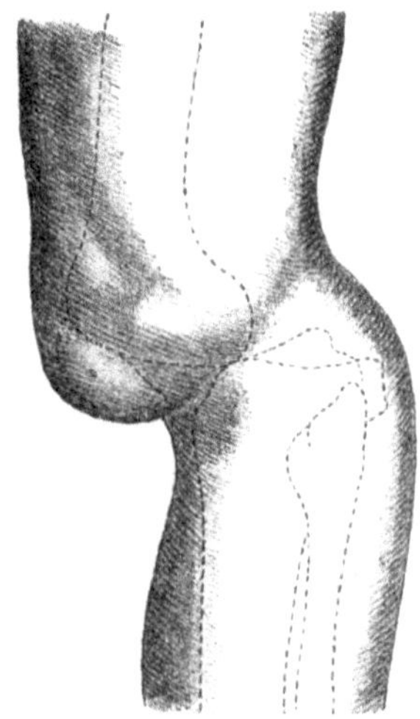

Lux. tibiae et fibulae posterior. (Nach *Lossen*.)

Der Oberschenkel war im Moment des Parierens so stark gegen die vordere Kapselwand angedrängt worden, dass diese incl. der Bänder zerriss und nun die Condylen nach vorn austreten konnten, so dass die Tibia nach hinten verrenkt war. Durch das Zurückwerfen des Körpers und den in dem weichen Erdboden fixierten Fuss, war die Flexion im Kniegelenk nicht schnell genug möglich und die Condylen glitten nach vorn durch die gesprengte Kapsel aus.

Die Symptome richten sich in ihrer Deutlichkeit wieder danach, ob die Luxation eine vollständige oder unvollständige ist. Die Gelenksgegend ist von vorn nach hinten verbreitert, man fühlt vorn die Condylen, hinten die Tibia, die Patella steht auf der unteren Fläche der Condylen. Das Bein steht in Extension und ist verkürzt.

Die Diagnose kann auch hier nur zwischen der Luxation und der Fract. femoris dicht oberhalb der Condylen schwanken, bei welcher durch den Zug der Flexoren des Unterschenkels dieser zusammen mit den abgebrochenen Condylen nach hinten und oben dislociert ist. — Bezüglich der Unserschiede beider Verletzungen gilt dasselbe, was pag. 109 bei Besprechung der Diagnose der Lux. tibiae nach vorn gesagt wurde.

Die Prognose ist quoad repositionem gut, nicht unbedingt gut aber quoad functionem, weil Gehstörungen für lange Zeit zurückbleiben können. Der oben genannte Patient behielt, obgleich die Einrichtung ohne jede Schwierigkeit bald nach Eintritt der Luxation erfolgte, eine mehrmonatliche Lähmung der Peronealmusculatur zurück. — Bleibt eine incomplete Luxation uneingerichtet, so beweist ein von *Lossen* (l. c.) beobachteter Fall zur Genüge, wie gut sich die Gehfähigkeit wieder herstellen kann. Es ist jedoch auch hier eine mehr weniger weitgreifende Gangraen nicht ausgeschlossen.

Die Einrichtung erfolgt am leichtesten durch Zug am Unterschenkel und direkten Druck auf die hintere Fläche des Tibia-Kopfes; event. verbunden mit Flexion.

3. Seitliche Luxationen.

(Nach aussen oder nach innen.)

Wie die von *Lossen* aus der Literatur zusammengestellten Fälle beweisen, sind diese Verletzungen meist Subluxationen d. h. unvollständige Verschiebungen der beiden Gelenk-Flächen aneinander.

Mechanismus. Sie kommen meist zu Stande durch eine Gewalt, welche das gestreckte Knie seitlich trifft und entweder nach aussen oder innen treibt, so dass ein nach aussen oder innen offener Winkel entsteht. Dadurch werden die äusseren oder inneren Condylen von einander abgehebelt, das eine der beiden Ligg. lateralia incl. Kapsel zerreist und die Verschiebung der Knochen gegeneinander ist ermöglicht.

Nach *Pitha* kann die seitliche Verrenkung auch eintreten durch einen Fall auf den Fuss und Umknicken im Knie oder selten auch durch eine direkte Gewalt, welche auf den Femur oder die Tibia einwirkt.

Die Symptome sind sehr in die Augen fallend. Der Querdurchmesser des Knies ist verbreitert, selbstverständlich bei den vollständigen Luxationen mehr wie bei den unvollständigen. Die Kante des Tibia-Kopfes oder dieser selbst sind aussen resp. innen deutlich zu fühlen, während auf der entgegengesetzten Seite der eine Condylus femoris hervorragt, unter welchem eine Vertiefung bemerkbar ist. Der Unterschenkel steht in Ad- oder

Abduction. Die Patella ist stets mit nach der betreffenden Seite verschoben. Das ganze Bein ist verkürzt, wenn zugleich eine Verschiebung der Knochen in der Längsrichtung besteht.

Diagnose. Eine momentane Verwechslung ist vielleicht denkbar mit einer in Folge einer Fractur eines Condylus femoris entstandenen seitlichen Verschiebung des Unterschenkels, wobei zugleich das Fragment etwas nach oben disprociert und der Unterschenkel gefolgt ist. Die Dünne der bedeckenden Weichteile wird jedoch stets gestatten den abgebrochenen Condylus zu fühlen.

Die Prognose ist schlecht, wenn die Luxation uneingerichtet bleibt. Es bildet sich, wenn bei den unvollständigen auch das Gehen ermöglicht ist, doch sehr bald ein Genu varum oder valgum aus.

Die Reposition erfolgt meist leicht durch Zug am Unterschenkel und direkten Druck auf den Tibiakopf.

Zu den seltensten Verletzungen gehören die Verrenkungen im oberen Tibio-fibular-Gelenk. —

Sie sind nach hinten und nach vorn beobachtet. *Dubreuil*, der die Luxation nach hinten mitteilt, schreibt die Entstehung einer plötzlichen Contraction des Biceps zu. Das Köpfchen der Fibula ist deutlich zu fühlen und kann leicht durch direkten Druck reponiert werden.

Ausser diesen reinen Luxationen ist im Kniegelenk noch eine andere hierher gehörige Verletzung beobachtet worden, die sog. Luxation der Zwischenknorpel.

Nach den an Leichen angestellten Versuchen scheinen besonders forcierte Rotationsbewegungen geeignet zu sein diese Verschiebungen hervorzubringen, wenn eine prädisponierende Schlaffheit der Bänder vorliegt und besonders den äusseren Meniscus zu betreffen. Er macht die drehenden Bewegungen zusammen mit dem Cond. ext. fem., während der innere bei Drehbewegungen nur für die genaue Adaptierung des Cond. int. fem. an den der Tibia sorgt. *(König.)* *W. Scott Lang* unterscheidet vollständige und unvollständige Luxationen des inneren oder des äusseren Meniscus. Er ist der Ansicht, dass die unvollständigen des inneren am häufigsten vorkommen und zwar stets bei gebeugtem Knie und auswärts rotiertem Unterschenkel. Die vollständigen und unvollständigen Verrenkungen des äusseren Meniscus kommen dagegen nur bei gebeugtem und nach innen rotiertem Unterschenkel zu Stande.

Die Luxation giebt genau dieselben Symptome, wie ein plötzlich eingeklemmter Gelenkkörper und ist daher schwer von diesem zu unterscheiden. Immerhin wird die Anamnese einigen Anhalt für die Diagnose geben, event. das Fühlen des Knorpels sie sicher stellen. Der Patient gewahrt plötzlich einen heftigen Schmerz im Gelenk und ist unfähig es zu bewegen oder er fällt bei einem Fehltritt augenblicklich hin und kann sich nicht wieder aufrichten. Ebenso schnell aber kann sich spontan die Reposition vollziehen und der freie Gebrauch des Gliedes wieder erlangt werden, so dass dadurch die Verletzung als eigentlich zu den Distorsionen gehörig gekennzeichnet wird. — *Hey* und *Sandham* (*Lossen*, l. c.) geben Repositions-Manöver an, welche auf möglichster Distraction der Gelenkenden beruhen, worauf *Hey* forcierte Beugung, *Sandham* Rotation nach aussen oder innen folgen lässt. *Scott Lang* rät zur Einrichtung des luxierten inneren Meniscus: Beugung des Knies, Rotation des Unterschenkels nach innen, plötzliche Streckung und direkten Druck auf den Zwischenknorpel, zur Reposition des äusseren: Beugung, Rotation nach aussen und Streckung.

---

§ 12. Verrenkungen der Patella.

Unter Luxatio patellae versteht man die Verschiebung, welche die Kniescheibe gegen die Condylen des Femur entweder in seitlicher oder in verticaler Richtung erleidet, wobei sie sich in der Fossa intercondylica auf eine Kante stellt, oder auch eine vollständige Umdrehung, so dass ihre untere Fläche nach oben sieht.

Aus den Untersuchungen von *Malgaigne* und *Streubel* ergiebt sich folgende Einteilung:

I. Luxation nach aussen:
- a) vollständige,
- b) unvollständige.

II. Luxation nach innen:
- a) vollständige,
- b) unvollständige.

III. Luxation in verticaler Richtung:
- a) innerer } Rand nach oben.
- b) äusserer } Rand nach oben.

IV. Luxat. mit Umdrehung.

Bei allen vollständigen Verrenkungen steht die Patella an der Seite des entsprechenden Condylus femoris, bei den unvollständigen dagegen auf demselben, weshalb wir bei *Streubel* auch die Bezeichnungen finden: Luxation auf und Luxation neben den Condylus.

Unter allen Formen, der im Ganzen nicht häufigen Verrenkung, ist diejenige nach aussen am meisten beobachtet worden, ein Umstand, der zu verschiedenen Deutungen Anlass gegeben hat.

Nach *Streubel* überwiegen die Verrenkungen nach aussen jene nach innen um das Zehnfache. Man hat dafür die anatomische Thatsache verantwortlich gemacht, dass der innere Rand der Fossa intercondylica höher ist, als der äussere und deshalb ein Ausgleiten der Patella nach aussen leichter erfolgen könne, als nach innen. — Es ist kaum zu bezweifeln, dass dieser Grund mit spricht. Ferner hat man die schon im normalen Verhalten vorhandene Valgusstellung des Knies verantwortlich gemacht und weiterhin ganz besonderes Gewicht gelegt auf das schon von *Malgaigne* betonte Zusammentreffen der Luxation mit

Genu valgum. Vor Allen finden wir bei *Hueter* diese Ansicht warm befürwortet, dessen anatomische Untersuchungen über das Genu valgum in wesentlichen Punkten für die genannte Theorie sprechen.

Streubel und mit ihm *Lossen* betonen hauptsächlich den Umstand, dass unter normalen Verhältnissen die Quadriceps-Sehne und das Lig. patellae zu kurz sind, um über den Condylus internus hinübergleiten zu können. Mir persönlich scheint endlich auch die normale Stellung der Patella der Häufigkeit ihrer Verrenkung nach aussen Vorschub zu leisten, denn die Kniescheibe liegt nicht in der Mitte der Femurrolle, sondern näher dem Condylus externus und zwar beträgt diese Differenz ca. $2^1/_2$ bis 3 cm. In neuerer Zeit hat *Bessel-Hagen* die Aufmerksamkeit auf die sehr seltene congenitale Luxation der Patella gelenkt. Er unterscheidet die Erscheinungen der Verrenkung nach aussen ihren klinischen Symptomen nach in drei Formen. Erstens complet intermittierend, zweitens complet permanent, drittens incomplet. Bei letzterer liegt die Patella auf dem Cond. ext. fem., rückt bei Flexion des Knies nach der Mitte zu und springt in die Fossa intercondylica. Bei den completen Luxationen wird durch die Flexion die Dislociation entweder noch gesteigert oder überhaupt erst hervorgebracht. Je nachdem das eine oder andere der Fall ist, liegt die intermittierende oder permanente Form vor.

Mechanismus. Die Entstehung der Luxation lässt sich oft auf die Einwirkung einer äusseren Gewalt zurückführen, während die Quadricepssehne erschlafft war. Denn wenn diese und mit ihr dann auch notwendigerweise das Lig. patellae gespannt sind, so ist die Kniescheibe in der Fossa intercondylica zu fest fixiert, um einer von aussen einwirkenden Gewalt zu weichen, es sei denn, dass mit Zerreissung der Weichteile eine complicierte Luxation hervorgebracht würde.

Sowohl als mitwirkende als auch als allein veranlassende Ursache ist häufig eine plötzliche Muskelcontraction zu betrachten, wenn das gebeugte, die ganze Last des Körpers tragende Kniegelenk durch eine plötzliche Contraction des Quadriceps gestreckt wird. *(Malgaigne, Hueter.)*

Symptome und Diagnose. Die Symptome sind, wenn nicht zu hochgradige Schwellung des Gelenks besteht, deutlich ausgesprochen; die Patella ist dann den untersuchenden Fingern frei zugänglich, so dass ihre fehlerhafte Stellung gut fühlbar und erkennbar sein wird. — Entweder findet man die Kniescheibe ganz nach aussen neben dem Cond. ext. oder nach innen neben dem Cond. int., wenn vollständige Luxationen vorliegen. Da jene nach innen jedoch so äusserst selten sind, ja wahrscheinlich überhaupt nur mit Zerreissung oder bei pathologischer Verlängerung des Lig. patellae entstehen können, so wird man es meist nur mit unvollständigen inneren zu thun haben. —

Bei der completen Luxation nach aussen sieht der innere Rand der Patella nach oben, der äussere nach unten und umgekehrt bei der Verrenkung nach innen.

Das Gelenk ist verbreitert, das Bein steht in geringer Flexionsstellung und active wie passive Bewegungen sind kaum ausführbar. —

Wegen der geringeren Verschiebung sind bei den unvollständigen Luxationen die Symptome weniger deutlich ausgesprochen.

Liegt eine verticale Verrenkung vor, so ist die spitze Hervorragung der Patella unter der Haut deutlich zu sehen und zu fühlen. Die Haut ist sehr stark gespannt und bildet gewöhnlich neben dem höchsten Punkt zwei parallele, mehr oder weniger tiefe Längsfalten. Der Diameter antero-posterior ist vergrössert. Nach welcher Seite die Knorpelfläche sieht, wird sich durch das Fühlen der dort befindlichen verticalen Leiste constatieren lassen. Diese wird endlich auch als Hauptsymptom für die sehr seltenen Umdrehungs-Luxationen, wobei die Knorpelfläche nach oben sieht, zu verwerten sein.

Prognose. Die Prognose ist für die seitlichen Luxationen

im Allgemeinen günstig, dagegen dubia für die verticalen, da ihre Einrichtung nicht immer gelingt.

Therapie. Für die Reposition ist vor Allem die Erschlaffung der Quadricepssehne und des Lig. patellae erforderlich. Dies geschieht durch Streckung des Beines im Knie- und Beugung im Hüft-Gelenk. Darauf schiebt bei den seitlichen Luxationen gewöhnlich ein direkter Druck, entweder rein seitlich oder auch von aussen resp. innen und unten nach oben die Kniescheibe leicht in das Gelenk.

Die verticale Luxation ist in einer Anzahl von Fällen irreponibel gewesen. Es wird sich auch hier zuerst das Verfahren des direkten Druckes bei erschlaffter Sehne empfehlen (*Valentin*). Gelingt dadurch die Reposition nicht, so sind Flexion und Extension im Kniegelenk zusammen mit direktem Druck versucht worden, um den Kapselriss zu vergrössern, da nach *Streubel* das Haupthinderniss in der verdrehten und gespannten Kapsel liegt. — Sind auch diese Versuche erfolglos, so bleibt nur die operative Behandlung unter strenger Befolgung der *Lister*'schen Vorschriften übrig.

---

§ 13. Verrenkungen im Fussgelenk*).

Wir rechnen hierzu die Luxationen im Talocrural- und Talotarsal-Gelenk und werden dieselben nach folgender Einteilung besprechen:

I. Luxation im Talocrural-Gelenk. (Eigentliche Fussgelenk-Luxation.)
   a) Nach vorn.
   b) Nach hinten.
   c) Seitlich.

*) Wie überhaupt zum Studium der Luxationen, so empfiehlt es sich hier ganz besonders das Skelett zur Hand zu nehmen.

II. Luxation im Talotarsal-Gelenk. Lux. sub talo *(Broca)*.

III. Luxation im Talocrural- und Talotarsal-Gelenk. Isolierte Luxatio tali.

Bevor ich auf die Besprechung der einzelnen Luxationen näher eingehe, halte ich es für notwendig die Nomenclatur der Drehungen des Fusses genau anzugeben, um Irrungen vorzubeugen.

Physiologisch kommen vor:

1. Drehung um eine **frontale** Axe im Talocrural-Gelenk.
   a) Streckung*) d. i. Dorsal-Flexion. (Hebung der Zehen. Pes Calcaneus-Stellung.)
   b) Beugung**) d. i. Plantar-Flexion. (Senkung der Zehen. Pes Equinus-Stellung.)
2. Drehung um eine schräge **sagittale** Axe im Talotarsal-Gelenk.
   a) Abduction und Pronation d. i. Rotation nach aussen. Pes Valgus-Stellung. (Aeusserer Fussrand wird gehoben.)
   b) Adduction und Supination d. i. Rotation nach innen. Pes Varus-Stellung. (Innerer Fussrand wird gehoben.)

Drehungen um eine verticale Axe kommen physiologisch weder im Talocrural- noch im Talotarsal-Gelenk vor. Sie können gewaltsam erzeugt und so Veranlassung zu einer Malleolenfractur werden. Die Drehung des Kahnbeins und somit des ganzen Fusses vor dem Taluskopf geschieht so, dass zugleich die Fussspitze der Medianebene genähert und die Sohlenfläche derselben entgegengekehrt, d. h. der innere Fussrand gehoben wird (Adduction und Supination), oder beides umgekehrt (Abduction und Pronation).

---

*) Im gewöhnlichen Sprachgebrauch fälschlich „Beugung“ genannt.

**) Ebenso fälschlich „Streckung“ genannt.

I. Luxation im Talocrural-Gelenk.

(Eigentliche Fussgelenks-Luxation.)

a) Luxation des Fusses nach vorn.

Fig. 16.

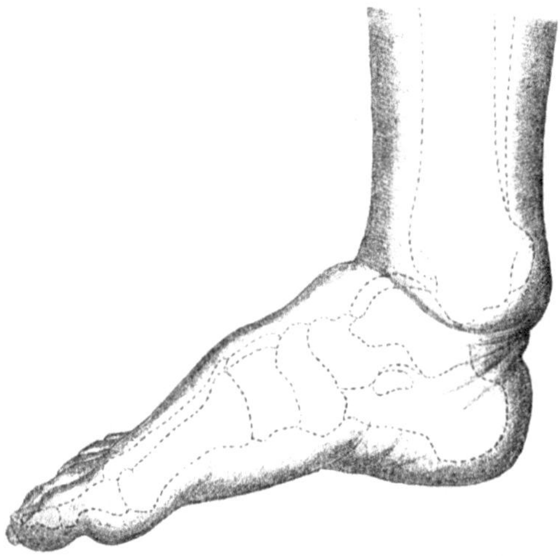

Lux. pedis anterior. (Nach *Anger.*)

Mechanismus. Die Verrenkungen des Fusses nach vorn kommen zu Stande durch eine über die physiologischen Grenzen hinausgehende Dorsalflexion. Dieser Bewegung wird dadurch eine Hemmung entgegengesetzt, dass sich die vordere Kante der Tibia zuerst gegen die zwischen dem Corpus und Caput tali befindliche Furche und bei weiterer Flexion gegen den oberen Rand des Caput tali selbst anstemmt. Dadurch bildet sich an dieser Stelle ein Hypomochlium. Durch die Hebelkraft wird nun die stark gespannte hintere Kapselwand zerrissen und die Unterschenkelknochen treten nach hinten aus. In demselben Moment ist der Fuss nach vorn luxiert. Auch die Ligg. lateralia zerreissen dabei stets mit. Es handelt sich also primär um eine Verrenkung des Unterschenkels gegen den Fuss.

Symptome. Die auffallendsten Symptome dieser Verrenkung sind die Verlängerung des Fusses und das Fehlen des Fersenvorsprunges. Die Verlängerung ist allerdings nur eine scheinbare, denn an und für sich hat der Fuss keine Veränderung erlitten; er erscheint nur länger als der gesunde, weil seine Talus-Rolle vor die Unterschenkelknochen getreten ist. Man kann ferner gewöhnlich durch die stark gespannte Haut die Talus-Rolle mehr weniger deutlich vor der Tibia durchfühlen. Die Malleolen sind gleichfalls deutlich hinter dem Talus zu palpieren. Die Achilles-Sehne liegt stark gespannt der hinteren Tibia-Fläche fest an.

Ist die Luxation eine unvollkommene*), so sind die Symptome weniger deutlich ausgesprochen, zumal wenn bereits eine erhebliche Schwellung der Weichteile eingetreten ist, denn dann ist der Contact zwischen den Gelenkflächen der Tibia und des Talus noch nicht ganz aufgehoben d. h. die Verschiebung des Fusses geringer. Die Stellung des Fusses ist verschieden, so dass sie als ein charakteristisches Symptom nicht verwertbar ist, manchmal bleibt er in starker Dorsal-Flexion fixiert, manchmal geht er, besonders bei beträchtlicher Zerreissung der Bänder, sogar in Plantar-Flexion über. — Passive Bewegungen sind in geringen Grenzen ausführbar.

Bei der Diagnose ist stets auf eine etwa vorhandene Complication zu achten und in dieser Hinsicht stehen die Fracturen der Malleolen obenan. Die Erfahrung hat gelehrt, dass ausser gleichzeitigen Hautzerreissungen diese Brüche häufig vorkommen u. z. besonders am Malleolus internus**). Sie werden durch das Anstemmen der Talus-Rolle gegen die inneren Flächen der Malleolen hervorgebracht.

---

*) *Hueter* hält die Mehrzahl aller Luxationen, sowohl nach vorn wie nach hinten, für unvollkommene.

**) *Hönigschmied* bei *Lossen*, l. c.

Durch diese Complication wird die Prognose getrübt, denn es handelt sich dann um eine Gelenkfractur.

Therapie. Man erreicht die Reposition am sichersten durch vermehrte Dorsal-Flexion und direkten Druck auf das untere Ende der Tibia nach vorn, während man zugleich den Fuss nach hinten und unten drängt. Man fixiert dann das Gelenk in rechtwinkliger Stellung für einige Wochen (2 bis 3) im Gypsverband. Bestand eine Malleolenfractur, so muss man rechtzeitig mit vorsichtigen passiven Bewegungen beginnen.

b) Luxation des Fusses nach hinten.

Die Verrenkung nach hinten scheint häufiger als jene nach vorn vorzukommen, obgleich die Ansichten der Autoren darüber verschieden sind.

Mechanismus. Ihr Mechanismus ist folgender: Durch eine forcierte Plantarflexion wird der hintere Rand der Tibia an den hinteren unteren Rand der Talus-Rolle gedrängt. An der Berührungsstelle bildet sich bei weiterer Flexion ein Hypo-

Fig. 17.

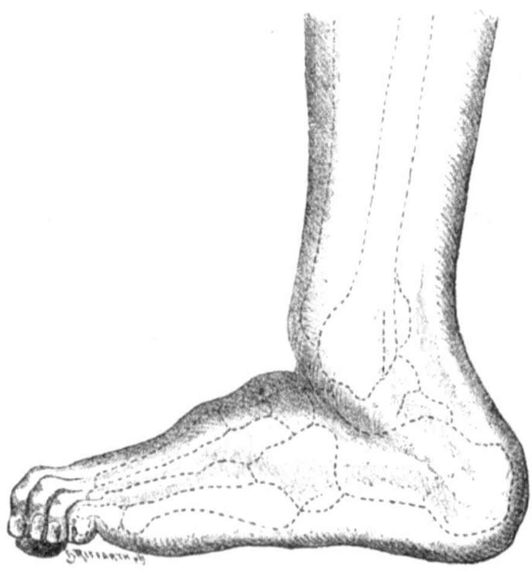

Lux. pedis posterior. (Nach *Anger*.)

mochlium, über welches sich die Tibia vom Talus abhebelt. Nachdem die Ligg. lateralia dem Zuge durch mehr weniger vollständiges Zerreissen nachgegeben haben, reisst auch die vordere Kapselwand ab und es tritt die Tibia vor den Talus; in demselben Augenblick ist der Fuss nach hinten (also auch erst secundär, cfr. pag. 121) verrenkt. — Die Berstung der Kapsel wird ausserdem dadurch begünstigt, dass die Tibia durch die Körperschwere direkt gegen die vordere Kapselwand angedrängt wird.

Symptome. Bezüglich der Symptome gilt genau das Umgekehrte wie bei den Luxationen nach vorn. Der Fuss erscheint verkürzt, ist jedoch reell hier ebensowenig wie dort verlängert. Was dem vor der Tibia stehenden Teile fehlt, hat der hinter ihr befindliche Fersenteil an Länge gewonnen; daher springt dieser deutlicher hervor, als an dem gesunden Fuss. — Bei genauer Palpation gelingt es die Talus-Rolle hinter der Tibia zu fühlen und die sich in einem tief concaven Bogen abzeichnende Achilles-Sehne abzugreifen. Die Stellung des Fusses ist hier auch nicht bezeichnend für die Art der Verletzung. Er befindet sich gewöhnlich in Plantar-Flexion, in welcher er jedoch auch gelegentlich bei der Lux. nach vorn gefunden wird. Für die Subluxationen gilt das pag. 121 Gesagte.

Die Diagnose stützt sich auch hier besonders auf die Formveränderung des Fusses und die Verschiebbarkeit desselben in horizontaler Richtung in Folge der fehlenden Congruenz der Gelenkflächen und der Zerreissung der Bänder. —

Nicht selten ist die Luxation mit einer Fractur der Fibula in ihrem unteren Drittel verbunden. Zur Diagnose dieser Complication wird der charakteristische Bruchschmerz zu verwerten sein; nicht so sehr die Crepitation; denn besonders für den weniger Geübten kann die Bewegung bei der Verschiebung der verrenkten Knochen gegeneinander genau dasselbe Crepitationsgefühl und -Geräusch geben, wie es bei der Reibung zweier Fracturenden entsteht.

Prognose. Ein event. gleichzeitiger Bruch der Fibula verschlechtert die Prognose kaum wesentlich, da derselbe in der Regel normal heilt und es sich dabei um keine Gelenkfractur handelt.

Die Reposition erfolgt durch hochgradige Plantarflexion, Zug der Tibia nach hinten, des Fusses nach vorn und Dorsalflexion. Die weitgehenden Kapsel- und Bänder-Zerreissungen erfordern auch hier die Anlegung eines Gyps-Verbandes für mehrere Wochen.

Bei allen mit Wunden der äusseren Haut verbundenen Luxationen, wodurch der Zutritt der atmosphärischen Luft zum Inneren des Gelenks ermöglicht ist, gelten die *Lister*'schen Regeln über Wundbehandlung. Sollte die Reposition nicht gelingen — was, wenn auch selten, doch beobachtet ist — so ist die Resection der im Wege stehenden Knochenteile vorzunehmen — Operationen, welche bereits günstige Resultate geliefert haben.

c) Seitliche Luxationen des Fusses.

Obgleich in den neueren Lehrbüchern der Chirurgie von *König* und *Hueter* die hier zu besprechenden Verletzungen bei den Fracturen abgehandelt werden, so erwähne ich sie doch hier, weil es die luxierenden Gewalten sind, welche die hierher gehörigen Malleolenfracturen bedingen, wenn auch erst nach eingetretenem Bruch die Verrenkung zu einer vollständigen wird. Die hier im Weiteren genauer zu beschreibenden Malleolen- resp. Fibula-Fracturen sind daher von *Stromeyer* „Verrenkungsbrüche" genannt worden.

Aus der Besprechung der Luxationen des Fusses nach vorn und hinten ging hervor, dass die Bewegungen im Talocrural-Gelenk vorzugsweise um eine frontale Axe (Dorsal- und Plantar-Flexion) ausgeführt werden und in relativ grosser Ausdehnung möglich sind. Die seitlichen Bewegungen sind dagegen durch die feste Einfügung des Talus in die Gabel der Unterschenkelknochen nur in höchst geringer Ausdehnung in dem genannten Gelenk statthaft. In der That vollziehen sich auch die Bewegungen um eine sagittale Axe (Pro- und Supination) hauptsächlich im Talotarsal-Gelenk. Erst wenn hier die grösstmögliche Excursion erreicht ist, geht die Bewegung auf das Talocrural-Gelenk über und der Fuss wirkt nun als ein starres Ganzes. Dieses Gelenk hat aber, wie oben gesagt, keine physiologische Beweglichkeit um eine sagittale Axe. Wirkt trotzdem die pronierende oder supinierende Gewalt weiter, so wird ihr der Fuss nur folgen können, wenn mit gleichzeitiger Bänderzerreissung der eine oder andere Malleolus abbricht. Dies ist der Grund, weshalb alle seitlichen vollständigen Luxationen des Fusses im Talocrural-Gelenk mit Fracturen der Malleolen verbunden sind. — Ausser den Drehungen um eine sagittale Axe wirkt für die seitlichen Verrenkungen weiterhin noch die abnorme Rotation des Fusses um eine verticale Axe (Ad- und Abduction) und bringt nach *Hönigschmid* Bänderzerreissungen und Knöchelbrüche hervor.

Wenn nun auch die pathologische Stellung des Fusses im Talocrural-Gelenk die erste Veranlassung zu den Brüchen abgiebt, so ist sie doch nicht die letzte Ursache derselben und *Maisonneuve,* gestützt auf die zuerst von *Dupuytren* gemachten Leichenversuche, unterscheidet danach: die Fracture par arrachement (Rissbruch) und die Fracture par divulsion (Spreng- oder Knickungsbruch). Die erstere entsteht dadurch, dass die intacten Seitenbänder das Knochenstück abreissen, die zweite durch Abknickung, hauptsächlich in Folge des heftigen Andrängens der unteren Seitenfläche des Talus oder auch des Calcaneus gegen die Innenflächen der Knöchel.

Der Sitz der Fractur ist typisch fast stets derselbe. Vom Malleolus internus bricht gewöhnlich nur die äusserste Spitze ab, einige Linien über seinem unteren Rande, während die Fibula meist an ihrer dünnsten Stelle fracturiert wird d. i. ca. 3 Querfingerbreit (5 bis 6 cm) oberhalb des Malleolus externus.

— Es handelt sich daher hier um einen Diaphysen-Bruch; der eigentliche Malleolenbruch ist der viel seltenere.

Alle Versuche, welche über das Zustandekommen der in Rede stehenden Fracturen seit *Dupuytren* gemacht sind, hat *Lossen* (l. c.) genau zusammengestellt und die Resultate übersichtlich geordnet.

Ich lasse seine Angaben hier folgen, jedoch mit Benutzung der von mir pag. 118 u. f. gegebenen Nomenclatur.

Der Bruch des Malleolus externus resp. der Fibula kann zu Stande kommen:

1) Durch gewaltsame Supination (primär). Es kommt dabei die äussere obere Kante des Talus gegen die innere Fläche des Mall. ext. zu liegen; zugleich werden die Ligg. talofibularia und das Lig. calcaneofibulare gezerrt, sie reissen entweder ab, ober brechen den Knöchel über dem Hypomochlium der Taluskante. Der Bruch ist ein Querbruch und betrifft nur den Malleolus. Die Dislocation meist gering. (Fract. par arrachement.)

2. Durch forcierte Rotation des Fusses nach aussen um eine verticale Axe (reine Abduction primär). Der Fuss wirkt als Hebel und bricht durch direkten Druck gegen den Knöchel diesen ab. (Fract. par divulsion.)

3) Durch forcierte Pronation (secundär), nachdem entweder das Lig. deltoides oder der Mall. int. abgerissen ist. Die Fractur verläuft meist schräg und liegt in der Regel 5 bis 6 cm oberhalb des Knöchelrandes.

Der Bruch des Malleolus internus wird erzeugt:

1) Bei forcierter Supination durch direkten Druck des Talus. (Abknickung.)

2) Bei forcierter Pronation durch Zerrung des nicht zerrissenen Lig. deltoides. (Rissbruch.)

Die seitlichen Luxationen kommen vor nach aussen und nach innen. Ihr Mechanismus fällt zusammen mit dem der Fractur der Malleolen. *Hueter* fasst sie daher nur im uneigentlichen Sinne als Luxationen auf. Sie sind für ihn vom prognostischen und therapeutischen Gesichtspunkte aus nichts anderes als Brüche der Malleolen mit Dislocation der Fragmente.

Die Luxation des Fusses nach aussen kommt am häufigsten durch das sog. Umknicken des Fusses nach aussen zu Stande d. h. in Pronationsstellung, also bei Drehung um eine sagittale Axe, wobei der äussere Fussrand gehoben wird. — Das Lig. deltoides wird stark gedehnt, die äussere untere Kante des Talus gegen den Malleolus ext. gedrängt, dieser entweder vor oder nach der Zerreissung des genannten Bandes abgebrochen und nun dem Fusse die Möglichkeit gegeben vollständig seine Gelenkverbindung mit der Tibia nach aussen zu verlassen.

Seltener ist das Entstehen der Luxation nach aussen durch eine gewaltsame Drehung des Fusses nach aussen um eine verticale Axe beobachtet worden: also durch reine Abduction. Der Malleolus ext. wird dabei durch das Andrängen der vorderen Partie der Aussenfläche des Talus abgebrochen, das innere Seitenligament durch Zerrung zerrissen und so dem Fusse der Austritt aus dem Gelenk gestattet.

Symptome. Von den Symptomen fällt am meisten die Pronationsstellung in's Auge; denn da der Fuss nach aussen hin seinen Halt verloren hat und das Lig. deltoides, das ihn vielleicht wieder nach innen ziehen könnte, zerrissen ist, so bleibt er in Pronation stehen. In Folge davon tritt der Malleolus int. deutlicher hervor als am gesunden Fuss, die Knöchelgegend ist verbreitert und der die Fibula genau abtastende Finger fühlt oberhalb des Malleolus an der charakteristischen, circumscripten schmerzhaften Stelle (cfr. pag. 125) die Bruchlinie. Zuweilen gelingt es auch den Malleolus von hinten und vorn her zu umfassen und seine pathologische Beweglichkeit, sowie Crepitation nachzuweisen.

Viel seltener als die nach aussen ist die Luxation des Fusses nach innen, welche durch starke Supination hervorgebracht wird. — Sie ist häufig mit weitgehenden Weichteilverletzungen compliciert, welche hauptsächlich dem Durchtreten der Tibia durch die Haut ihr Entstehen verdanken. Durch das direkte Andrängen der inneren Seitenfläche des Talus an den Malleolus int. fracturiert dieser, während die Ligg. talofibularia entweder allein abreissen oder zusammen mit einem Stück des Mall. ext.

Symptome. Die Symptome entsprechen vice versa den bei der Luxation nach aussen genannten. Der Fuss steht in Supination, der Mall. ext. springt abnorm deutlich hervor und durch exacte Palpation werden die begleitenden Knochenbrüche an der Tibia event. auch an der Fibula nachzuweisen sein. Auch die Möglichkeit die Talusrolle zu fühlen muss zugegeben werden.

Diagnose. Die Diagnose der seitlichen Luxationen des Fusses ist in ausgesprochenen Fällen nicht schwer. — Hat jedoch die Schwellung der Weichteile bereits einen hohen Grad erreicht, so kann eine genaue Diagnose ihre Schwierigkeiten haben in der Bestimmung derjenigen Knochenteile, welche abgebrochen sind oder wenn es sich um eine unvollständige Luxation handelt, ob überhaupt Fracturen bestehen. Ist endlich die Pro- oder Supination nicht deutlich ersichtlich, so liegt die Möglichkeit einer schweren Distorsion vor.

Bei hochgradigem Bluterguss kann es vorkommen, dass eine Fractur im Anfang undiagnosticiert bleibt. Man muss hier doppelt auf die notwendige Kenntniss des gewöhnlichen Sitzes der Fracturen hinweisen (cfr. pag. 125) und auf die charakteristische Schmerzhaftigkeit bei Druck auf diese Stellen. *Hueter* rät in unklaren Fällen Dorsal-Flexion zu machen. Dieselbe sei anfangs ganz schmerzfrei, bei weiterer Flexion aber komme, wenn eine Fractur der Malleolen vorliegt, plötzlich eine sehr heftige Schmerzäusserung. Diese sei dadurch bedingt, dass in demselben Augenblick durch die nach vorn breiter gestaltete Talusrolle die Malleolen auseinander gedrängt würden. Der

Nachweis eines Bruches des Malleolus ext. gelingt manchmal, besonders bei der Lux. nach aussen, dadurch, dass man die Zeigefinger in der Längsrichtung so auf ihn auflegt, als ob man auf Fluctationen prüfen wollte. Dabei erhält man das Gefühl des Balancierens des Malleolus auf dem Talus.

Bei Stellung der Prognose muss man den Patienten bald darauf aufmerksam machen, dass bis zum vollständig freien Gebrauch des Fusses ohne jede schmerzhafte Empfindung ein relativ langer Zeitraum vergeht. — Getrübt und durchaus zweifelhaft wird die Prognose durch schwere Complicationen, besonders durch Wunden, welche den Zutritt der atmosphärischen Luft zu dem eröffneten Gelenk oder zu den Bruchlinien gestatten.

Therapie. Während durch Beugung des Knies *(Pott)* die Wadenmusculatur erschlafft wird, genügt allein ein Zug am Fuss nach aussen resp. innen, um die Dislocation in vielen Fällen zu beseitigen. Reicht der Zug allein nicht aus, so fügt man einen direkten Druck auf den Fussrand, in der der Luxation entgegengesetzten Richtung hinzu.

Von besonderer Wichtigkeit ist die Nachbehandlung, welche stets in fester Fixation im Gypsverband bestehen soll und zwar bei möglichst rechtwinkliger Stellung des Fusses, der man bei Bruch des Mall. ext. noch Supination hinzufügt, um eine event. Verschiebung der Fragmente ad longitudinem auszugleichen und dem späteren Entstehen eines Pes valgus vorzubeugen. Kann man die rechtwinklige Stellung nicht gleich anfangs erreichen, so wird dies nach dem Verschwinden des Blutergusses und der Weichteilschwellung, also nach ca. 8 Tagen stets möglich sein und man muss dann den Verband erneuern. Derselbe hat vom Capit. fibulae bis zu den Zehen zu reichen. — Ich kann die Gelegenheit nicht unbenützt vorüber gehen lassen, die von *Beely* (l. c.) angegebenen Gyps-Hanf-Schienen auch hier wieder besonders wegen ihrer leichten Abnehmbarkeit auf's wärmste zu empfehlen. Dieselben wurden in 10 Jahren bei allen Fracturen in hiesiger Klinik und vielfach auch in der Privatpraxis mit bestem Erfolge angewendet und welcher Arzt sich mit der Technik nur ein wenig vertraut gemacht hat, wird dann die circulären Gypsverbände gern verlassen.

Wenn die Gelenksgegend und die Fracturstelle ganz schmerzfrei geworden sind, darf man mit vorsichtigen Gehversuchen beginnen, jedoch nicht vor Ablauf von ca. 3 bis 4 Wochen. Ein leichter articulierter Wasserglas-Verband wird auch dann noch gute Dienste leisten. Werden die Gehversuche zu zeitig begonnen, oder hat man gar, in der Meinung es sei keine Fractur vorhanden, keinen festen Verband angelegt, so bildet sich unweigerlich früher oder später ein Pes valgus (bei Lux. nach aussen) oder ein Pes varus (bei Lux. nach innen) aus, entweder in Folge zu früher Belastung des noch weichen Callus oder in Folge einer Pseudarthrose an der Fracturstelle. Deshalb sind alle seitlichen Fussgelenks-Luxationen stets mit Gypsverbänden zu behandeln. Dasselbe gilt auch von den leider nur zu oft leichthin diagnosticierten „Fussverstauchungen“.

Die mit den oben (pag. 129) genannten schweren Weichteilverletzungen verbundenen Gelenkfracturen resp. Fibulafracturen werden unter Umständen erhebliche operative Eingriffe — Resection oder Amputation — primär oder secundär notwendig machen.

II. Luxation im Talotarsal-Gelenk.
Luxatio sub talo. *(Broca.)*

Zur genauen Orientierung ist es zweckmässig einige anatomische Angaben vorauszuschicken.

Das Talotarsal-Gelenk wird gebildet durch folgende drei Gelenkverbindungen:

1. Zwischen Talus und Calcaneus.
2. Zwischen Talus und Os naviculare.
3. Zwischen Calcaneus und Os cuboideum.

Die vier genannten Knochen sind unter sich durch starke Bandmassen und eine Kapsel verbunden (Lig. calcaneo-cuboid. plantare und obliquum; Lig. calcaneo-naviculare; Lig. intertarseum; Lig. talo-naviculare) und ebenso mit der Tibia und Fibula.

Die meiste Beweglichkeit besitzt die Articulatio talo-navicularis, weil die Berührungsflächen sphärisch gekrümmt sind, wie es die in diesem Gelenk vor sich gehende Pro- und Supinations-Bewegung des Fusses erfordert.

Broca hat das grosse Verdienst zuerst nachgewiesen zu haben, dass bei der Verrenkung im Talotarsal-Gelenk eine Verschiebung aller übrigen Fusswurzelknochen und somit des Fusses überhaupt gegen den Talus stattfindet, resp. umgekehrt des Talus mit den Unterschenkelknochen zusammen gegen die übrigen Fussknochen. Aus diesem Grunde nannte er die Verletzung Luxatio sub talo, Luxation sousastragalienne.

Die Verrenkungen sind zwar sehr selten, wurden aber doch nach allen vier Richtungen beobachtet, nach aussen, innen, hinten und vorn. — Sie entstehen durch das mehr weniger vollständige Abgleiten des Talus aus seinen Gelenkverbindungen mit dem Os naviculare und Calcaneus, während das Talocrural-Gelenk intact bleibt.

Der physiologischen Beweglichkeit um eine sagittale Axe entsprechend sind die seitlichen Verschiebungen die häufigeren und zwar hervorgebracht durch forcierte Pronation oder Supination.

a) Luxatio sub talo nach innen.

Mechanismus. Diese Verrenkung entsteht in Folge forcierter Supination. Die Hemmung für die Bewegung im Gelenk zwischen Calcaneus und Talus wird dabei durch das Anstemmen der hinteren, unteren Ecke des Talus gegen das Sustentaculum des Fersenbeins abgegeben. Die Bewegung im Talo-navicular-Gelenk ist jedoch noch weiter möglich und mit ihr auch die Drehung des ganzen Fusses. Wird diese nun noch weiter gegen den festgestellten Talus forciert, so reissen schliesslich seine Verbindungen mit den übrigen Knochen los, vor Allem der mächtige

Apparatus ligamentosus im sinus tarsi*), er wird durch den Druck des Unterschenkels über das Fersenbein nach aussen herausgedrängt und kann nun entweder am Proc. ant. calcanei stehen bleiben oder auch noch weiter nach aussen von demselben treten. — Dadurch ist der übrige Fuss nach innen verrenkt.

Symptome. Der Fuss ist nicht nur nach innen verschoben, sondern auch so um seine sagittale Axe nach innen gedreht, dass die Sohle mehr weniger nach innen sieht. An der medianen Seite des Fusses gewahrt man, dass die Tuberositas ossis navicularis viel weiter als unter normalen Verhältnissen vorspringt. Der Malleolus internus ist kaum aufzufinden, während der externus scharf hervortritt.

Der Raum zwischen dem Sustentaculum tali, das deutlich abgreifbar ist und dem Os naviculare wird von einer unregelmässig tiefen Furche eingenommen. Das Caput tali ist auf dem Proc. ant. calcanei oder noch weiter nach vorn und aussen näher dem Os cuboideum zu fühlen. Active Bewegungen sind ganz aufgehoben, passive nur in den geringsten Grenzen möglich.

b) Luxatio sub talo nach aussen.

Mechanismus. Dieselbe entsteht bei forcierter Pronation des Fusses. Dabei stemmt sich die untere, vordere, äussere Ecke des Sprungbeinkörpers gegen die flache Furche auf der oberen Fläche des Proc. ant. calcanei. Nachdem dort bei weiterer Drehung des Fusses ein Hypomochlium gebildet, wird der Fuss mit gleichzeitiger Zerreissung der Bänder und Kapseln, welche den Talus mit dem Calcaneus und Os naviculare verbinden, über dasselbe nach aussen herübergehebelt, während der Talus und mit ihm Tibia und Fibula nach innen herausgedrängt werden. Somit ist der Fuss gegen den Talus und den Unterschenkel nach aussen luxiert**).

*) Lig. intertarseum. (*Hyrtl.*)

**) *Mac Cormac* (On subastragaloid dislocation of the foot. St. Thomas hosp. rep. 1872. pag. 92) ist der Ansicht, dass bei der forcierten Pronation

Symptome. Der äussere Fussrand ist erhoben und der Fuss gegen den Unterschenkel nach aussen verschoben, die lateralen Flächen des Os cuboideum und des Calcaneus sind deutlich palpabel, während über dem letzteren der Mall. ext. abnorm nach innen zurückgetreten ist. An der medialen Fläche des Fusses fühlt man dicht hinter der Tuberositas ossis navicularis den Kopf des Talus mehr weniger deutlich hervorgetreten, das Sustentaculum ist dagegen nicht aufzufinden, weil es von dem Körper des Talus ganz verdeckt wird.

Active und passive Bewegungen sind nur in höchst geringer Ausdehnung und unter heftigen Schmerzen möglich.

c) Luxatio sub talo nach hinten und nach vorn.

Diese Formen sind die seltensten*), weil durch denselben Mechanismus viel leichter eine Lux. im Talocrural-Gelenk eintritt und weil zu ihrer Entstehung ein Bewegungsmechanismus notwendig ist, der dem physiologischen, um eine sagittale Axe, gerade entgegengesetzt ist.

Mechanismus. Sie entstehen, wie die Luxationen im Talocrural-Gelenk durch gewaltsame Plantar- resp. Dorsal-Flexion. Im ersteren Falle wird die Bewegungshemmung bewirkt durch das Anstemmen des hinteren Randes des Talus an den hinteren Rand der oberen Gelenkfläche des Calcaneus, im zweiten Falle durch das Andrängeu des vorderen Randes des Talus-Körpers, an den entsprechenden der oberen Gelenkfläche des Calcaneus oder des unteren Randes des Caput tali an den oberen der Gelenkfläche des Calcaneus, welche mit dem Os cuboideum articuliert.

In beiden Fällen bilden sich an den Berührungspunkten Hypomochlien, über welche der Talus incl. Unterschenkel her-

---

des Fusses häufiger eine Lux. nach aussen mit Fractur des Mall. ext. einträte, bei forcierter Supination dagegen eine Lux. sub talo wobei der Hals des Talus auch fracturiert sein und in situ bleiben kann.

*) *Hueter* lässt sie z. B. ganz unerwähnt.

übergehebelt wird. Nach Zerreissung der Kapseln und Bänder werden Talus mit Tibia und Fibula entweder nach hinten gegen den Fersenbeinhöcker oder nach vorn gegen das Os naviculare herausgedrängt. Ist das Erstere eingetreten, so liegt eine Lux. sub talo nach vorn vor, in letzterem Falle eine nach hinten.

Symptome. Die Symptome sind ähnlich den bei den Verrenkungen im Talocrural - Gelenk angegebenen; nur besteht der grosse Unterschied, dass hier sowohl Beugung wie Streckung im Fussgelenk ausführbar sind, da dasselbe intact ist. Bei der Luxation nach hinten ist der Fersenteil des Fusses verlängert, der Vorderfuss scheint verkürzt, das Caput tali ist deutlich oberhalb des Os naviculare unter der prall gespannten, nicht selten eingerissenen Haut zu fühlen. Handelt es sich dagegen um eine Luxation nach vorn, so ist der Fersenbeinhöcker verkürzt resp. als hinterer Vorsprung kaum sichtbar, während der Vorderfuss verlängert erscheint. Die normale Concavität der Achilles-Sehne ist verschwunden, der Verlauf ein mehr gradliniger geworden. —

Diagnose. Die Diagnose aller Verrenkungen im Talotarsal-Gelenk kann besonders bei erheblichen Blutergüssen, bei starker Schwellung der Weichteile und sehr gespannter Haut, ihre grossen Schwierigkeiten darbieten. — Die normale Beweglichkeit im Talocrural-Gelenk jedoch wird stets von höchster diagnostischer Bedeutung sein. Erscheint nämlich dabei der Fuss proniert, supiniert, verkürzt oder verlängert, so müssen diese pathologischen, fixierten Stellungen von einer Abnormität im Talotarsal-Gelenk hergeleitet werden. Wenn es nach einiger Abschwellung der Weichteile in der Narcose gelingt durch genaue Palpation die fehlerhafte Stellung der Knochen untereinander zu constatieren, so wird sich daraus die Art der Luxation genauer bestimmen lassen.

Prognose. Die Prognose ist dubia, weil die Reposition nicht immer gelingt und dann eine operative Behandlung eintreten muss; oder weil von Hause aus durch die

Verletzung selbst offene Gelenkwunden geschaffen worden sind. Ist beides nicht der Fall und kann die Luxation bald eingerichtet werden, so tritt später — allerdings oft erst nach relativ langer Zeit vollkommene Gebrauchsfähigkeit des Fusses wieder ein.

Therapie. Die Reposition verlangt vor Allem möglichste Muskelerschlaffung und *Mac Cormac* (l. c.) giebt daher den Rat, nicht nur das Knie sondern auch das Hüftgelenk rechtwinklig zu flectieren. Darauf lässt man bei seitlichen Luxationen eine vermehrte Pro- oder Supination folgen, extendiert dann mit oder ohne direkten seitlichen Druck am Fuss in der Richtung des Unterschenkels und führt dadurch den Fuss in seine normale Stellung zurück. Bei den Luxationen nach hinten und vorn wird vermehrte Plantar- resp. Dorsal-Flexion und Zug nebst direktem Druck meist zum Ziele führen.

Wenn trotzdem die Reduction nicht möglich war, so muss zur operativen Entfernung der Repositions-Hindernisse (natürlich unter strenger Beachtung der *Lister*'schen Vorschriften) geschritten werden; event. zur Resection des Talus, welche bereits mit gutem Erfolge gemacht worden ist. — Die spätere Gebrauchsfähigkeit bleibt natürlich eine beschränkte und das Tragen eines festen Schuhes mit seitlichen Schienen wird wenigstens in der ersten Zeit erforderlich sein.

III. Luxation im Talocrural- und Talotorsal-Gelenk. Isolierte Luxatio tali.

Obgleich auch diese Verrenkung zu den seltensten gehört, so ist doch beobachtet worden, dass der Talus nach allen vier Richtungen und deren Combinationen austreten kann — nach vorn, hinten, vorn und aussen, vorn und innen etc. — und dass er sich selbst dabei auch sowohl um seine horizontale wie verticale Axe drehen kann.

Mechanismus. Der Mechanismus dieser Luxation ist lange sehr verschieden gedeutet worden. *Henke*, welcher an

Leichen darüber Versuche anstellte, kam zu der Ansicht, dass die isolierte Luxatio tali nach vorn durch übermässige Dorsal-Flexion und gleichzeitige Abduction resp. Adduction (wohl richtiger Pronation resp. Supination) entstehe, die Luxation nach hinten durch übermässige Plantarflexion und gleichzeitige Abduction resp. Adduction. (Pronation resp. Supination.) *Löbker**) teilt einen Fall mit, welcher zur Obduction kam und die Richtigkeit der *Henke*'schen Ansicht beweist. Bei zwei von mir gemachten Beobachtungen der Lux. tali nach vorn und innen war der Mechanismus der, dass zuerst eine forcierte Pronation einwirkte, der unmittelbar darauf einmal eine Dorsal-, das andere Mal eine Plantar-Flexion folgte**) (cfr. Anmkg.).

So viel steht fest, dass die Luxation nur durch eine Combination einer Verrenkung im Talotarsal- und Talocrural-Gelenk hervorgebracht werden kann; dann erst ist der Talus aus all' seinen Verbindungen gelöst. Meine genannten Beobachtungen sowie auch mechanische Gründe führen mich zu der Annahme, dass eine isolierte Luxat. tali nach vorn sowohl durch forcierte Dorsal-, als auch Plantar-Flexion entstehen kann, dass aber eine übermässige Pronation oder Supination voraufgehen muss. — Durch die letzt genannten Bewegungen wird die Luxation im

---

*) Ref. im Centralbl. f. Chir. No. 10. 1884.

**) 1. Patient (Reg. Assessor), 28 Jahre alt, sprang von einer hohen Journalière während des Fahrens nach rechts herab auf einen Stein, fiel dann nach vorn über und hatte sich dadurch eine isolierte Lux. tali nach vorn und innen zugezogen. Beim Aufspringen auf den Stein wurde der Fuss „stark nach aussen umgeknickt" (Pronation) und beim Vornüberfallen folgte forcierte Dorsalflexion.

2. Ein Zimmermann, 25 Jahre alt, stand mit dem rechten Fusse zwischen zwei Balken und wurde in dieser Stellung von Brettern befallen, welche seine linke, vordere Brusthälfte trafen. Während der Fuss fixiert blieb, fiel Pat. nach hinten und rechts um. — Die Untersuchung ergab eine Lux. tali nach vorn und innen, starke Leberquetschung und Rippenfracturen. Es war hier also einer forcierten Pronation starke Plantarflexion gefolgt.

Talotarsal-Gelenk hervorgebracht, durch die Flexion die im Talocrural-Gelenk. —

Wenn zuerst forcierte Dorsal- oder Plantar-Flexion des Fusses eintritt und dadurch die Chancen zu einer Luxation des Fusses im Talocrural-Gelenk gegeben sind, so wird diese auch höchst wahrscheinlich immer erfolgen und eine gleichzeitige oder unmittelbar sich anschliessende Pro- oder Supination wird nicht im Stande sein die festen Verbindungen des Talus mit dem Calcaneus zu zerreissen, sondern der Talus wird inclusive Fuss mit in die pronierte resp. supinierte Stellung übergehen und so eine Luxation des Fusses nach vorn oder hinten und seitlich mit einer Malleolenfractur entstehen.

Die grösste Gewalt gehört unbedingt dazu, den Apparatus ligamentosus des Sinus tarsi und die Verbindung des Talus mit dem Os naviculare zu zerreissen, wozu forcierte Pro- oder Supination erforderlich ist. Erst wenn diese Bandmassen nicht mehr Widerstand leisten, kann durch Plantar- oder Dorsal-Flexion im Talocrural-Gelenk ein Austreten des Talus erfolgen, mit oder ohne vollständige Zerreissung der Seitenligamente.

Demnach muss ich den Mechanismus der isolierten Lux. tali dahin präcisieren, dass zuerst durch forcierte Pro- oder Supination die Verbindungen des Talus mit dem Calcaneus und Os naviculare gelöst werden und dann durch eine unmittelbar folgende Dorsal- oder Plantar-Flexion auch diejenigen des Talocrural-Gelenks zerreissen.

Welche Flexions-Stellung eine Luxation nach vorn und welche eine solche nach hinten bedingt, halte ich noch für eine offene Frage; denn sowohl bei Dorsal- wie Plantar-Flexion ist die Luxation nach vorn beobachtet worden.

Der Mechanismus der rotierten Stellung des Talus, nachdem er bereits luxiert ist, lässt sich nicht genau angeben. Es erscheint mir jedoch nicht zu gewagt, hierfür den Umstand verantwortlich zu machen, dass die Tibia im Moment des Austretens des Sprungbeins einmal mehr auf seine innere, ein andermal mehr auf seine äussere Kante drückt und so beim Hinausdrängen zugleich in einer der sagittalen Axe entsprechenden Rotation wirkt.

Symptome. Unter den Symptomen der Lux. tali ist das hervortretendste die bedeutende Difformität, welche durch den Talus gebildet wird. Nach vorn und innen resp. aussen von der Tibia auf dem Fussrücken sieht man eine unter straff gespannter oder eingerissener Haut liegende, unregelmässig geformte Geschwulst, welche sich knochenhart anfühlt und welche daher leicht als der Talus zu erkennen ist; auch gelingt es unter Umständen, einzelne Flächen desselben mehr weniger deutlich zu palpieren. Der Fuss bleibt gewöhnlich in Pro- resp. Supination stehen. (Pes varus oder valgus Stellung.) Die Tibia ist tiefer herabgetreten und ruht in manchen Fällen auf dem Calcaneus.

Liegt eine Luxation nach hinten vor, so ist der Talus zwischen der Tibia und der Achilles-Sehne oder mehr seitlich von ihr zu fühlen.

Bewegungen sind weder activ noch passiv ausführbar. Der Versuch dazu in hohem Grade schmerzhaft. — Ist die Haut in erheblichem Grade zerrissen und ragen Knochenteile aus ihr hervor, so werden diese als zum Talus gehörig zu erkennen sein.

Die Prognose ist stets dubia. In einer Reihe von Fällen handelt es sich nicht um eine vollkommen reine Luxation, sondern es liegen zugleich Rissfracturen des Talus vor, indem der Bandapparat gehalten und Knochenstückchen abgerissen hat. Dann verschlechtern event. Callus-Wucherungen die Prognose.

Gelingt die Einrichtung bald nach der Verletzung, so können absolut normale Verhältnisse wieder erlangt werden.

Leider ist jedoch der Verlauf bei weitem nicht immer ein so günstiger; denn einmal misslingt die Reposition sehr oft und zweitens treten in Folge der zugleich bestehenden äusseren Wunden Gelenkvereiterungen ein oder durch die starken Quetschungen Gangrän der Haut und der Strecksehnen. Dann bilden sich entweder Ankylosen aus oder es wird die secundäre Resection resp. Amputation notwendig.

Therapie. Die Reposition gelingt dann am sichersten, wenn man bei flectiertem Kniegelenk den Fuss noch weiter in die pathologische Stellung drängt und während man zugleich am Fuss extendiert, den Talus durch direkten Druck zu reponieren versucht. Dann springt er mit lautem schnappendem Geräusch ins Gelenk und jede Difformität ist sofort verschwunden. Doch bei weitem nicht immer gelingt die Reposition auf die genannte Weise, sondern man muss dem direkten Druck Pro- und Supination resp. Streckung und Beugung des Fusses hinzufügen und schliesslich „versuchen“ ob man nicht auf die eine oder andere Art die Einrichtung zu Wege bringt. Wenn zugleich eine Rotation des Talus erfolgt ist, so wird oft genug keine einzige Manipulation zum Ziele führen und nur vom operativen Verfahren noch Hilfe zu erwarten sein. Dasselbe besteht in der Resection des Talus und giebt verhältnissmässig gute Resultate. Für einen mit der *Lister*'schen Wundbehandlung vertrauten Arzt ist unzweifelhaft die Operation das rationellste Verfahren. Ist es der Arzt nicht und kann er den Patienten nicht bald in eine chirurgische Klinik resp. zu einem Fach-Chirurgen dirigieren, so würde dann zunächst die Fixation des Fusses in thunlichst normaler Stellung vorzunehmen sein, um so mehr, als auch dann noch erträgliche Resultate erzielt sind.

Mac Cormac l. c. empfiehlt, allerdings zu einer Zeit, in welcher die *Lister*'sche Wundbehandlung noch nicht allgemein eingeführt war, die secundäre Excision des Talus. Nach den heutigen Erfahrungen ist unzweifelhaft mehr die primäre Excision anzuraten, weil der Talus leicht der Necrose anheimfallen und Eiterung in den Gelenken zu dauernder Unbrauchbarkeit führen kann, event. auch pyämische Infection folgen und dann die secundäre Resection leicht zu spät sein könnte. v. Bergmann giebt nach neuerer Erfahrung den Rat, die Reposition des verrenkten Talus bei frischer Luxation von einem Schnitte auf den Talus aus zu versuchen, wenn die Verrenkung sich auch in der Narcose als irreponibel erwiesen hat.

Nach der Reduction ist stets die Anlegung eines Gypsverbandes für ca. 3 Wochen erforderlich; dann lässt man zweckmässig die ersten Gehversuche im articulierten Wasserglasverband machen.

---

§ 14. Verrenkungen der vorderen Fusswurzelknochen und im Metatarsotarsal-Gelenk.

Zuweilen sind auch Luxationen des Os naviculare, Os cuboideum und der drei Ossa cuneiformia nach oben beobachtet worden, jedoch so überaus selten, dass sie nur von geringem practischen Interesse sind. Jedenfalls gehören sehr complicierte und drehend wirkende Gewalten dazu diese Verrenkungen hervorzubringen.

Das Os naviculare kann mit dem Talus zusammen nach oben ausweichen und auch allein nach oben hinausgedrängt werden, woraus neben dem deutlich sichtbaren Vorsprung eine Verkürzung des inneren Fussrandes resultiert; ausserdem fehlt das Tuberculum ossis navicularis an der normalen Stelle. Auch das Os cuboideum, und ein, zwei oder alle drei Keilbeine sind verrenkt gefunden worden, teils durch Fall auf den Fuss, teils durch direkten Druck. Auch hierbei werden die deutlich hervorspringenden Knochen charakteristische Difformitäten erzeugen, es wird eine mehr weniger grosse Verkürzung des äusseren Fussrandes vorliegen.

Wenn die Einrichtung durch direkten Druck und mechanische Erweiterung der nach oben klaffenden Gelenke durch Senken der Fussspitze nicht gelingt, so ist auch hier unter strenger Beachtung der *Lister*'schen Vorschriften zur primären Excision des luxierten Knochens zu schreiten.

Eine gleichfalls sehr seltene Verletzung ist die Luxation im *Lisfrank*'schen Gelenk, während Distorsionen in demselben häufig beobachtet werden.

Am ehesten noch tritt eine Verschiebung aller Metatarsal-Knochen auf den Fussrücken ein (totale Luxation), seltener ist nur einer oder sind mehrere luxiert (partielle Luxation). Die Verrenkungen sind nur nach der Einwirkung sehr grosser Gewalten beobachtet worden, z. B. durch Fall auf den Vorderfuss von bedeutender Höhe, durch das Auffallen schwerer Lasten auf die Tarsal-Knochen, wodurch diese nach unten getrieben wurden, durch Ueberfahren etc.

Symptome und Diagnose. Die Symptome sind besonders durch die vermehrte Wölbung des Fussrückens charakterisiert, während dem entsprechend die Sohle abgeflacht erscheint. Bei der totalen Luxation ist quer über das ganze Dorsum die durch die Basis der Metatarsal-Knochen bedingte Geschwulst zu sehen und zu fühlen, event. gelingt es die Gelenkflächen herauszupalpieren. Auf der Planta zeigt sich eine quere Furche, der ganze Fuss erscheint und ist verkürzt; er steht, worauf *Hitzig* hinweist, in Spitzfuss-Stellung.

Für die Luxation der Metatarsal-Knochen nach unten oder seitlich genügt die Angabe, dass sie hie und da einmal beobachtet sind; ihre Symptome lassen sich aus dem über die Luxationen nach oben Gesagten leicht herleiten.

Therapie. Die Reposition geschieht durch Zug am Vorderfuss und direkten Druck auf die luxierten Knochenenden event. verbunden mit Plantar-Flexion der Zehen und des Metatarsus. *Chavassa* rät die Reduction jedes Knochens allein vorzunehmen.

Gelingt die Reposition nicht, so ist die Resection nicht unmittelbar angezeigt, weil auch dann eine ziemlich gute Gebrauchsfähigkeit des Fusses eintreten kann.

---

§ 15. Verrenkungen der Zehen.

Von den sehr seltenen Verrenkungeu in den Metatarsophalangeal-Gelenken sind relativ am häufigsten die der grossen Zehe beobachtet worden.

Fig. 18.

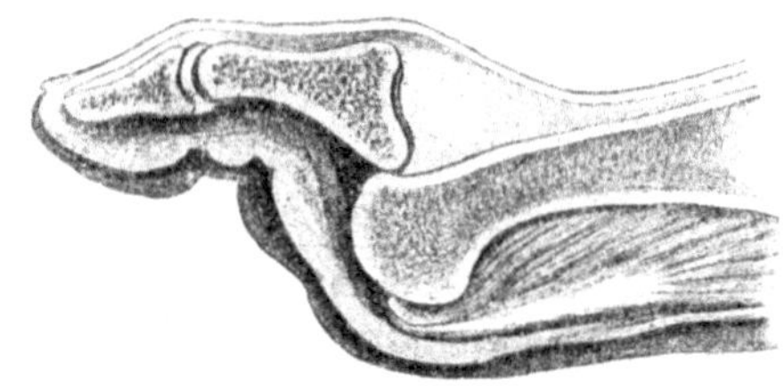

Lux. hallucis. (Nach *Anger.*)

Mechanismus. Sie entstehen durch forcierte Dorsal-Flexion wodurch das Capitulum des Metatarsal-Knochens so stark gegen die untere Kapselwand gedrängt wird, dass dieselbe zerreisst, der Mittelfussknochen nach unten austreten kann und somit die Phalanx nach oben verrenkt ist. Es liegt also hier derselbe Mechanismus wie bei der Luxation des Daumens vor.

Symptome und Diagnose. Je nachdem sich die Gelenkflächen ganz oder teilweise verlassen haben, sind die Symptome mehr weniger deutlich ausgesprochen. An der Plantar-Fläche ist der Vorsprung, welchen das Capitulum metatarsi bildet, deutlich zu fühlen, dementsprechend auf dem Dorsum die Basis der Phalanx. Die Zehe steht zum Mittelfuss dorsal flectiert, event. bis zum R, während die Phalangen gegeneinander in der Regel plantar flectiert sind. Active Bewegungen sind nicht möglich, passive dagegen in dorsaler und seitlicher Richtung.

Die Prognose ist gut, wenn die Luxation nicht mit Weichteilwunden compliciert ist, oder die Haut und Sehnen nicht zu erhebliche Quetschungen erlitten haben. Beides ist hier fast ebenso leicht möglich wie bei denselben Verletzungen der Finger.

Therapie. Man zieht die in Hyperdorsalflexion gehaltene Zehe auf dem Dorsum des Capit. metatarsi nach vorn und hilft durch Druck von hinten her nach; oder man hebelt die stark dorsalwärts flectierte Phalanx über den eigenen Zeigefinger über das Capit. metatarsi herüber, streckt sofort die Phalanx bei gleichzeitiger Extension und lässt zuletzt eine Plantar-Flexion folgen. — Man kann sich event. auch der *Lüer*'schen Zange bedienen. Lag eine complicierte Luxation vor und ist Gangrän der Weichteile zu fürchten, so wird auch hier am zweckmässigsten zur primären Exarticulation zu schreiten sein.

Die durch forcierte Abduction entstehende Luxation der grossen Zehe nach innen, ist bis jetzt zweimal beobachtet worden. Die Reposition gelang durch Zug und direkten Druck von innnen her.

Die Luxationen der Zehenglieder untereinander sind noch seltener als die vorhergehenden. Auch hier besteht die Analogie mit den entsprechenden Verletzungen der Fingerphalangen. — Sie sind an einzelnen Zehen nach innen und nach oben beobachtet worden.

FSC www.fsc.org MIX Papier | Fördert gute Waldnutzung FSC® C083411

Zeitfracht Medien GmbH
Ferdinand-Jühlke-Straße 7
99095 Erfurt, Deutschland
produktsicherheit@kolibri360.de